全国普通高等中医药院校药学类专业"十三五"规划教材（第二轮规划教材）

药物分析实验

（第2版）

（供药学、药物制剂、制药工程、医药营销及相关专业使用）

主　　编　彭　红　吴　虹

副主编　姚卫峰　叶世芸　麻秋娟　贺吉香

编　　者　（以姓氏笔画为序）

王　瑞	（山西中医药大学）	邓　放	（成都中医药大学）
平欲晖	（江西中医药大学）	叶世芸	（贵州中医药大学）
丘　琴	（广西中医药大学）	杨燕云	（辽宁中医药大学）
李　彧	（福建中医药大学）	李遇伯	（天津中医药大学）
吴　虹	（安徽中医药大学）	邹　莉	（浙江中医药大学）
周　晋	（湖南中医药大学）	俞　捷	（云南中医药大学）
贺吉香	（山东中医药大学）	姚卫峰	（南京中医药大学）
徐　玫	（河南大学）	崔力剑	（河北中医学院）
崔兰冲	（长春中医药大学）	麻秋娟	（河南中医药大学）
彭　红	（江西中医药大学）	谢　云	（湖北中医药大学）
熊　魏	（江西中医药大学）		

中国健康传媒集团

中国医药科技出版社

内 容 提 要

本教材是"全国普通高等中医药院校药学类专业'十三五'规划教材（第二轮规划教材）"之一。全书共六章，第一章药物分析实验基础知识，介绍进入实验室的基本要求，实验中的规范性术语；第二章药物的鉴别与检查，包括一般鉴别实验和专属性实验；第三章化学药物及其制剂的含量测定，包括容量法、紫外-可见分光光度法、旋光度法、高效液相色谱法、气相色谱法等含量测定方法；第四章中药材及其制剂的质量分析，对中药的鉴别、检查及含量测定均有涉及；第五章体内药物分析，通过实例介绍药物体内分析的前处理方法及分析方法；第六章综合性实验与设计性实验，主要是培养学生勤于思考，独立分析及解决实际问题的能力。附录主要包括药物质量标准制订研究中相关指导原则。

本教材可供高等中医药院校药学、药物制剂、制药工程、医药营销及相关专业使用，也可供执业药师考试人员、药厂和医院药房等从事药品质量控制工作的人员参考使用。

图书在版编目（CIP）数据

药物分析实验／彭红，吴虹主编. —2 版 . —北京：中国医药科技出版社，2018.8

全国普通高等中医药院校药学类专业"十三五"规划教材（第二轮规划教材）

ISBN 978-7-5214-0247-6

Ⅰ. ①药… Ⅱ. ①彭… ②吴… Ⅲ. ①药物分析-实验-中医学院-教材 Ⅳ. ①R917-33

中国版本图书馆 CIP 数据核字（2018）第 097897 号

美术编辑　陈君杞

版式设计　诚达誉高

出版　**中国健康传媒集团** | 中国医药科技出版社

地址　北京市海淀区文慧园北路甲 22 号

邮编　100082

电话　发行：010-62227427　邮购：010-62236938

网址　www.cmstp.com

规格　889×1194mm　1/16

印张　7¼

字数　170 千字

初版　2015 年 3 月第 1 版

版次　2018 年 8 月第 2 版

印次　2023 年 7 月第 4 次印刷

印刷　北京市密东印刷有限公司

经销　全国各地新华书店

书号　ISBN 978-7-5214-0247-6

定价　**22.00 元**

全国普通高等中医药院校药学类专业"十三五"规划教材（第二轮规划教材）
编写委员会

全国普通高等中医药院校药学类专业"十三五"规划教材（第二轮规划教材）

出 版 说 明

　　"全国普通高等中医药院校药学类'十二五'规划教材"于2014年8月至2015年初由中国医药科技出版社陆续出版，自出版以来得到了各院校的广泛好评。为了更新知识、优化教材品种，使教材更好地服务于院校教学，同时为了更好地贯彻落实《国家中长期教育改革和发展规划纲要（2010－2020年)》《"十三五"国家药品安全规划》《中医药发展战略规划纲要（2016－2030年)》等文件精神，培养传承中医药文明，具备行业优势的复合型、创新型高等中医药院校药学类专业人才，在教育部、国家药品监督管理局的领导下，在"十二五"规划教材的基础上，中国健康传媒集团·中国医药科技出版社组织修订编写"全国普通高等中医药院校药学类专业'十三五'规划教材（第二轮规划教材)"。

　　本轮教材建设，旨在适应学科发展和食品药品监管等新要求，进一步提升教材质量，更好地满足教学需求。本轮教材吸取了目前高等中医药教育发展成果，体现了涉药类学科的新进展、新方法、新标准；旨在构建具有行业特色、符合医药高等教育人才培养要求的教材建设模式，形成"政府指导、院校联办、出版社协办"的教材编写机制，最终打造我国普通高等中医药院校药学类专业核心教材、精品教材。

　　本轮教材包含47门，其中37门教材为新修订教材（第2版），《药理学思维导图与学习指导》为本轮新增加教材。本轮教材具有以下主要特点。

一、教材顺应当前教育改革形势，突出行业特色

　　教育改革，关键是更新教育理念，核心是改革人才培养体制，目的是提高人才培养水平。教材建设是高校教育的基础建设，发挥着提高人才培养质量的基础性作用。教材建设以服务人才培养为目标，以提高教材质量为核心，以创新教材建设的体制机制为突破口，以实施教材精品战略、加强教材分类指导、完善教材评价选用制度为着力点。为适应不同类型高等学校教学需要，需编写、出版不同风格和特色的教材。而药学类高等教育的人才培养，有鲜明的行业特点，符合应用型人才培养的条件。编写具有行业特色的规划教材，有利于培养高素质应用型、复合型、创新型人才，是高等医药院校教育教学改革的体现，是贯彻落实《国家中长期教育改革和发展规划纲要（2010－2020年)》的体现。

二、教材编写树立精品意识，强化实践技能培养，体现中医药院校学科发展特色

　　本轮教材建设对课程体系进行科学设计，整体优化；对上版教材中不合理的内容框架进行适当调整；内容（含法律法规、食品药品标准及相关学科知识、方法与技术等）上吐故纳新，实现了基础学科与专业学科紧密衔接，主干课程与相关课程合理配置的目标。编写过程注重突出中医药院校特色，适当融入中医药文化及知识，满足21世纪复合型人才培养的需要。

　　参与教材编写的专家以科学严谨的治学精神和认真负责的工作态度，以建设有特色的、教师易用、学生易学、教学互动、真正引领教学实践和改革的精品教材为目标，严把编写各个环节，确保教材建设质量。

三、坚持"三基、五性、三特定"的原则，与行业法规标准、执业标准有机结合

本轮教材修订编写将培养高等中医药院校应用型、复合型药学类专业人才必需的基本知识、基本理论、基本技能作为教材建设的主体框架，将体现教材的思想性、科学性、先进性、启发性、适用性作为教材建设灵魂，在教材内容上设立"要点导航""重点小结"模块对其加以明确；使"三基、五性、三特定"有机融合，相互渗透，贯穿教材编写始终。并且，设立"知识拓展""药师考点"等模块，与《国家执业药师资格考试考试大纲》和新版《药品生产质量管理规范》（GMP）、《药品经营管理质量规范》（GSP）紧密衔接，避免理论与实践脱节，教学与实际工作脱节。

四、创新教材呈现形式，书网融合，使教与学更便捷、更轻松

本轮教材全部为书网融合教材，即纸质教材与数字教材、配套教学资源、题库系统、数字化教学服务有机融合。通过"一书一码"的强关联，为读者提供全免费增值服务。按教材封底的提示激活教材后，读者可通过 PC、手机阅读电子教材和配套课程资源，并可在线进行同步练习，实时反馈答案和解析。同时，读者也可以直接扫描书中二维码，阅读与教材内容关联的课程资源（"扫码学一学"，轻松学习 PPT 课件；"扫码练一练"，随时做题检测学习效果），从而丰富学习体验，使学习更便捷。教师可通过 PC 在线创建课程，与学生互动，开展在线课程内容定制、布置和批改作业、在线组织考试、讨论与答疑等教学活动，学生通过 PC、手机均可实现在线作业、在线考试，提升学习效率，使教与学更轻松。此外，平台尚有数据分析、教学诊断等功能，可为教学研究与管理提供技术和数据支撑。

本套教材的修订编写得到了教育部、国家药品监督管理局相关领导、专家的大力支持和指导；得到了全国高等医药院校、部分医药企业、科研机构专家和教师的支持和积极参与，谨此，表示衷心的感谢！希望以教材建设为核心，为高等医药院校搭建长期的教学交流平台，对医药人才培养和教育教学改革产生积极的推动作用。同时精品教材的建设工作漫长而艰巨，希望各院校师生在教学过程中，及时提出宝贵的意见和建议，以便不断修订完善，更好地为药学教育事业发展和保障人民用药安全有效服务！

中国医药科技出版社
2018 年 6 月

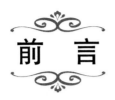

前　言

　　药物分析是药学领域的一门重要学科，药物分析的任务就是对药物进行全面的分析研究。通过药物分析课程的学习，可培养学生具备药品全面质量控制的观念，胜任药品研究、生产、供应和临床使用过程中药物质量分析工作。随着我国医药事业快速发展，药物分析知识在不断更新，为适应我国"十三五"高等医药教育带来的新形势、新目标和新要求，在第一版药物分析教材的基础上进行了修订编写。

　　本教材内容力求实用、先进，理论阐述和实例紧密结合。本教材着重介绍了药物分析基本理论、基本知识和基本技能，也反映了药物分析的发展前沿，紧密结合《中国药典》（2020 年版）及国家执业药师资格考试新要求，实例比较多。学生理论和实例的结合，可提高分析、解决问题的能力。

　　本版教材的编写围绕药学类专业教育和人才培养目标要求，突出药物分析特点，强调特色与实用相结合的原则。本书主要供高等中医药院校药学类专业使用，也可作为医药行业考试与培训的参考用书。

　　限于作者水平，书中难免有疏漏和错误，诚恳师生和读者批评指正。

编　者
2018 年 6 月

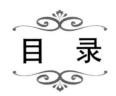

目 录

第一章　药物分析实验基础知识

一、实验基本要求

药物分析实验教学，是药物分析理论知识的具体感性锻炼过程，也是培养规范操作的教学过程。为了提高药物分析实验教学质量，学生应达到以下基本要求。

1. 实验前认真阅读实验教材，了解实验目的、内容及步骤，查阅相关文献，弄懂实验原理，写出实验预习报告。

2. 穿好工作服准时到达实验室，严格遵守实验室各项规章制度，在老师的指导下，按要求完成实验。

3. 进入实验室，必须带好原始实验记录本，做好记录，不得涂改编造原始记录。

4. 实验时要严肃认真，规范操作，胆大心细。按照实验要求清点所需药品及试剂是否齐备并摆放好，防止药品、试剂取用时交叉污染。

5. 在操作各种精密仪器前先进行使用登记，按仪器操作规程操作使用，使用完毕后按要求进行仪器是否正常的状态登记。

6. 实验结束后，将实验结果或数据交给指导教师审核，清洗、整理好所有实验器材、用品，清理实验台面。

7. 认真整理数据，并根据所得数据进行分析，按时、认真、独立完成实验报告。

二、实验室的安全知识

在药品分析工作中常接触到有腐蚀性、毒性或者易燃烧易爆炸的化学药品。在实验室中也有各种电的设备，如使用不慎易发生危险。为了避免事故的发生，分析人员对各种药品和仪器的性能应充分了解，并且熟悉一般的安全知识。

1. 易燃烧物质不宜大量存放于实验室中，应贮存在密闭容器内并放于阴凉处。

2. 加热低沸点或中沸点等易燃液体，例如乙醚、二硫化碳、丙酮、苯、乙醇等最好是用水蒸气加热，至少用水浴加热，并时时观察并检查，不得离开操作岗位。切不能用直火或油浴加热，因为它们的蒸气是极易着火的。

3. 在工作中使用或倾倒易燃物质时，注意要远离灯火。

4. 身上或手上沾有易燃物质时，应立即清洗干净，不得靠近火源，以免着火。

5. 易燃液体的废液应设置专用贮器收集，不得倒入下水道，以免引起燃爆事故。

6. 一些易燃固体（如磷、钠等）应贮存于煤油中。

7. 乙醚在室温时的蒸气压很高，乙醚和空气或氧气混合时能产生爆炸性极强的过氧化物，在蒸馏乙醚时特别小心。

8. 无水高氯酸与还原剂和有机化合物（如纸、炭、木屑等）接触能引起爆炸，无水高氯酸且能自发爆炸，高氯酸的水溶液常用浓度 60%～70%，则没有危险。

9. 硫酸、盐酸、硝酸、冰醋酸、氢氟酸等酸类物质皆有很强的腐蚀力，能烫伤皮肤产生剧烈的疼痛，甚至发炎腐烂。应特别注意勿使酸溅入眼中，严重的能使眼睛失明。酸也能损坏衣物。盐酸、硝酸、氢氟酸的蒸气对呼吸道黏膜及眼睛有强烈的刺激作用，使发炎溃疡，因此在倾倒上述酸类时应在通风橱中进行，或戴上经水或碳酸钠溶液浸湿的口罩及戴防护眼镜。稀释硫酸时，应谨慎地将浓硫酸渐渐倾注水中，切不可把水倾注浓酸中。被酸烫伤时可用大量水冲洗，然后用 20% 碳酸钠溶液洗拭。被氢氟酸烫伤时，先用大量冷水冲，后用 5% 碳酸钠溶液洗拭，再以甘油与氧化镁糊（2∶1）的湿纱布包扎。

10. 氢氧化钾、氢氧化钠等碱类物质，均能腐蚀皮肤及衣服，浓氨水的蒸气能严重刺激黏膜及伤害眼睛，使流泪患各种眼疾。被碱类烫伤时，立即用大量水冲，然后用 2% 硼酸或醋酸溶液冲洗。

11. 苯、汞、乙醚、三氯甲烷、二硫化碳等试剂应贮存在密闭容器中，放于低温处，因为长期吸入其蒸气会引致慢性中毒。硫化氢气体具有恶臭及毒性，应在通风橱中使用。

12. 定期检查电线、电器设备有无损坏，绝缘是否良好，电线和接头有无损坏，否则都是很危险的。

13. 实验室的电器设备应装有地线和保险开关，应该选用三相插座。

14. 使用电气器械时，先应搞清楚使用方法，不可盲目地接入电源。

15. 对电气知识不熟悉者，切不可冒失地去修理、安装电气设备。

三、药品质量标准研究中一般规定

1.《中国药典》收载的原料药及制剂，均应按规定的方法进行检验；如采用其他方法，应将该方法与规定的方法做比较试验，根据试验结果掌握使用，但在仲裁时仍以现行版《中国药典》规定的方法为准。

2. 药典中规定的各种纯度和限度数值以及制剂的重（装）量差异，系包括上限和下限两个数值本身及中间数值。规定的这些数值不论是百分数还是绝对数字，其最后一位数字都是有效位。

试验结果在运算过程中，可比规定的有效数字多保留一位数，而后根据有效数字的修约规则进舍至规定有效位。计算所得的最后数值或测定读数值均可按修约规则进舍至规定的有效位，取此数值与标准中规定的限度数值比较，以判断是否符合规定的限度。

3. 标准品、对照品系指用于鉴别、检查、含量测定或效价测定的标准物质。标准品与对照品（不包括色谱用的内标物质）均由国务院药品监督管理部门指定的单位制备、标定和供应。标准品系指用于生物检定或效价测定的标准物质，其特性量值一般按效价单位（或 μg）计；对照品系指采用理化方法进行鉴别、检查或含量测定时所用的标准物质，其特性量值一般按纯度（%）计。

4. 计算分子量以及换算因子等使用的原子量均按最新国际原子量表推荐的原子量。

5. 试验用的试药，除另有规定外，均应根据《中国药典》（2020 年版）通则试药项下的规定，选用不同等级并符合国家标准或国务院有关行政主管部门规定的试剂标准。试液、缓冲液、指示剂与滴定液等，均应符合《中国药典》（2020 年版）通则的规定或按照通则的规定制备。

6. 试验用水，除另有规定外，均系指纯化水。酸碱度检查所用的水，均系指新沸并放冷至室温的水。

7. 酸碱性试验时，如未指明用何种指示剂，均系指石蕊试纸。

8.《中国药典》（2020 年版）规定取样量的准确度和试验精度如下。

（1）试验中供试品与试药等"称重"或"量取"的量，均以阿拉伯数码表示，其精确度可根据数值的有效数位来确定，如称取"0.1g"，系指称取重量可为0.06~0.14g；称取"2g"，系指称取重量可为1.5~2.5g；称取"2.0g"，系指称取重量可为1.95~2.05g；称取"2.00g"，系指称取重量可为1.995~2.005g。

"精密称定"系指称取重量应准确至所取重量的千分之一；"称定"系指称取重量应准确至所取重量的百分之一；"精密量取"系指量取体积的准确度应符合国家标准中对该体积移液管的精确度要求；"量取"系指可用量筒或按照量取体积的有效数位选用量具。取用量为"约"若干时，系指取用量不得超过规定量的±10%。

（2）恒重，除另有规定外，系指供试品连续两次干燥或炽灼后的重量差异在0.3mg以下的重量；干燥至恒重的第二次及以后各次称重均应在规定条件下继续干燥1小时后进行；炽灼至恒重的第二次称重应在继续炽灼30分钟后进行。

（3）试验中规定"按干燥品（或无水物，或无溶剂）计算"时，除另有规定外，应取未经干燥（或未去水，或未去溶剂）的供试品进行试验，并将计算中的取用量按检查项下测得的干燥失重（或水分，或溶剂）扣除。

（4）试验中的"空白试验"，系指在不加供试品或以等量溶剂替代供试液的情况下，按同法操作所得的结果；含量测定中的"并将滴定的结果用空白试验校正"，系指按供试品所耗滴定液的量（ml）与空白试验中所耗滴定液量（ml）之差进行计算。

（5）试验时的温度，未注明者，系指在室温下进行；温度高低对试验结果有显著影响者，除另有规定外，应以25℃±2℃为准。

9.《中国药典》（2020年版）采用的计量单位如下。

（1）《中国药典》（2020年版）使用的滴定液和试液的浓度，以mol/L（摩尔/升）表示者，其浓度要求精密标定的滴定液用"XXX滴定液（YYYmol/L）"表示；作其他用途不需精密标定其浓度时，用"YYYmol/LXXX溶液"表示，以示区别。

（2）温度以摄氏度（℃）表示，见表1-1。

表1-1　温度术语

术语	温度
水浴温度	除另有规定外，均指98~100℃
热水	70~80℃
微温或温水	40~50℃
室温	10~30℃
冷水	2~10℃
冰浴	0℃
放冷	放冷至室温

（3）符号"%"表示百分比，系指重量的比例；但溶液的百分比，除另有规定外，系指溶液100ml中含有溶质若干克；乙醇的百分比，系指在20℃时容量的比例。此外，根据需要可采用下列符号：

%（g/g）　　　　表示溶液100g中含有溶质若干克；

%（ml/ml）　　　表示溶液100ml中含有溶质若干毫升；

%（ml/g）　　　 表示溶液100g中含有溶质若干毫升；

%（g/ml）　　　 表示溶液100ml中含有溶质若干克。

（4）液体的滴，系指在 20℃时，以 1.0ml 水为 20 滴进行换算。

（5）溶液后标示的"（1→10）"等符号，系指固体溶质 1.0g 或液体溶质 1.0ml 加溶剂使成 10ml 的溶液；未指明用何种溶剂时，均系指水溶液；两种或两种以上液体的混合物，名称间用半字线"-"隔开，其后括号内所示的"："符号，系指各液体混合时的体积（重量）比例。

（6）乙醇未指明浓度时，均系指 95%（ml/ml）的乙醇。

10. 性状项下记载药品的外观、臭、味，溶解度以及物理常数等，在一定程度上反映药品的质量特性。

（1）外观性状是对药品的色泽和外表感观的规定。

（2）溶解度是药品的一种物理性质。各正文品种项下选用的部分溶剂及其在该溶剂中的溶解性能，可供精制或制备溶液时参考；对在特定溶剂中的溶解性能需作质量控制时，应在该品种检查项下另作具体规定。药品的近似溶解度以下列名词表示：

极易溶解　　　　系指溶质 1g（ml）能在溶剂不到 1ml 中溶解；

易溶　　　　　　系指溶质 1g（ml）能在溶剂 1~不到 10ml 中溶解；

溶解　　　　　　系指溶质 1g（ml）能在溶剂 10~不到 30ml 中溶解；

略溶　　　　　　系指溶质 1g（ml）能在溶剂 30~不到 100ml 中溶解；

微溶　　　　　　系指溶质 1g（ml）能在溶剂 100~不到 1000ml 中溶解；

极微溶解　　　　系指溶质 1g（ml）能在溶剂 1000~不到 10000ml 中溶解；

几乎不溶或不溶　系指溶质 1g（ml）在溶剂 10000ml 中不能完全溶解。

试验法：除另有规定外，称取研成细粉的供试品或量取液体供试品，置于 25℃±2℃一定容量的溶剂中，每隔 5 分钟强力振摇 30 秒钟；观察 30 分钟内的溶解情况，如无目视可见的溶质颗粒或液滴时，即视为完全溶解。

（3）物理常数包括相对密度、馏程、熔点、凝点、比旋度、折光率、黏度、吸收系数、碘值、皂化值和酸值等；其测定结果不仅对药品具有鉴别意义，也反映药品的纯度，是评价药品质量的主要指标之一。

11. 鉴别项下规定的试验方法，仅适用于鉴别药品的真伪；对于原料药，还应结合性状项下的外观和物理常数进行确认。

12. 检查项下包括有效性、均一性、纯度要求与安全性四个方面；对于规定中的各种杂质检查项目，系指该药品在按既定工艺进行生产和正常贮藏过程中可能含有或产生并需要控制的杂质；改变生产工艺时需另考虑增修订有关项目。

供直接分装成注射用无菌粉末的原料药，应按照其制剂项下的要求，进行澄明度及其他项目的检查，并符合规定。

原料药和制剂在生产过程中，如使用有害的有机溶剂，应按《中国药典》（2020 年版）有机溶剂残留量测定法检查，并应符合规定。

13. 原料药的含量（%），除另有注明者外，均按重量计。如规定上限为 100% 以上时，系指用本药典规定的分析方法测定时可能达到的数值，它为药典规定的限度或允许偏差，并非真实含有量；如未规定上限时，系指不超过 101.0%。

制剂的含量限度范围，系根据主药含量的多少、测定方法误差、生产过程和贮存期间可能产生的偏差或变化而制定的，生产中应按标示量 100% 投料。如已知某一成分在生产或贮存期间含量会降低，生产时可适当增加投料量，以保证在有效期（或使用期限）内含量能符合规定。

14. 制剂的规格，系指每一支、片或其他每一个单位制剂中含有主药的重量（或效价）或含量（%）或装量；注射液项下，如为"1ml：10mg"，系指 1ml 中含有主药 10mg；对于列有处方或标有浓度的制剂，也可同时规定装量规格。

15. 贮藏项下的规定，系对药品贮存与保管的基本要求，以下列名词表示：

遮光　　　　系指用不透光的容器包装，例如棕色容器或黑纸包裹的无色透明、半透明容器。

密闭　　　　系指将容器密闭，以防止尘土及异物进入。

密封　　　　系指将容器密封以防止风化、吸潮、挥发或异物进入。

熔封或严封　系指将容器熔封或用适宜的材料严封，以防止空气与水分的侵入并防止污染。

阴凉处　　　系指不超过 20℃。

凉暗处　　　系指避光并不超过 20℃。

冷处　　　　系指 2~10℃。

常温　　　　系指 10~30℃。

四、实验数据的记录与实验报告

1. 实验数据的记录　学生实验时应准备专用的预习和记录本，不允许将数据记在小纸片上或随便记在其他地方。

实验过程中所得的各种测量数据及观察到的现象，应及时记录下来，有时还要用绘图、复印或彩照表示。记录数据时，要实事求是，不能拼凑数据。若发现数据读错、算错，而需要改动时，可将该数据用一横线划去，并在其上方或旁边写上正确的数据，并在改错处签名。

记录内容一般包括供试药品名称、来源、批号、数量、规格、外观性状、包装情况、检验中观察到的现象、检验数据等。记录实验数据时，保留几位有效数字应和所用仪器的准确程度相适应。

2. 实验报告　药物分析实验报告一般包括以下内容。

（1）实验名称、实验日期。

（2）实验目的。

（3）实验原理。

（4）操作步骤。

（5）实验数据的处理及结果。定性鉴别和检查实验要写明本次实验的结果如何，如定性鉴别要说明是否可检出被测成分、检查项目是否符合规定。

（6）问题及讨论。应对实验中观察到的现象及实验结果进行分析和讨论，如果实验失败，要寻找失败原因，总结经验教训，以提高自己的基本操作技能。

第二章 药物的鉴别与检查

实验一 葡萄糖的鉴别与检查

一、实验目的

1. 了解药品鉴别检查的目的和意义。
2. 掌握比旋度的测定方法。
3. 掌握药品中一般杂质检查的方法原理和限量计算方法。

二、实验原理

葡萄糖为 D-（+）-吡喃葡萄糖一水合物，葡萄糖是光学活性化合物，有一定的旋光度，通过测定比旋度，可以检查纯杂程度。

葡萄糖（$C_6H_{12}O_6 \cdot H_2O$ 198.17）

1. 葡萄糖鉴别反应　葡萄糖的醛基具有还原性，可将斐林试剂（Fehling）即碱性酒石酸铜试液中铜离子还原，生成红色的氧化亚铜沉淀，可供鉴别。

2. 葡萄糖的杂质限度检查原理　药用葡萄糖一般是淀粉经酸水解或酶水解制得。因此，葡萄糖的质量要求严格，质量标准中规定应检查的项目有酸度、溶液的澄清度、乙醇溶液的澄清度、蛋白质、氯化物、硫酸盐、铁盐、重金属、砷盐、干燥失重、炽灼残渣及微生物限度等。

（1）氯化物检查法　药物中的微量氯化物在硝酸酸性条件下与硝酸银反应，生成氯化银胶体微粒而显白色浑浊，与一定量的标准氯化钠溶液在相同条件下产生的氯化银浑浊程度比较，判定供试品中氯化物是否符合限量规定。

$$Cl^- + Ag^+ \longrightarrow AgCl\downarrow\ （白）$$

（2）硫酸盐检查法　药物中微量的硫酸盐在稀盐酸酸性条件下与氯化钡反应，生成硫酸钡微粒显白色浑浊，与一定量标准硫酸钾溶液在相同条件下产生的硫酸钡浑浊程度比较，判定供试品硫酸盐是否符合限量规定。

$$SO_4^{2-} + Ba^{2+} \longrightarrow BaSO_4\downarrow\ （白）$$

（3）铁盐检查法　微量铁盐的存在可能会加速药物的氧化和降解。铁盐在盐酸酸性溶液中与硫氰酸盐作用生成红色可溶性的硫氰酸铁配离子，与一定量标准铁溶液用同法处理后进行比色。

$$Fe^{3+} + 6SCN^- \longrightarrow \left[Fe(SCN)_6\right]^{3-}\ （红）$$

（4）重金属检查法　硫代乙酰胺在弱酸性（pH 3.5 醋酸盐缓冲液）溶液中水解，产生硫化氢，与微量重金属离子作用，生成黄色到棕黑色的硫化物均匀混悬液，与一定量标准铅溶液经同法处理后所呈颜色比较，判定供试品重金属是否符合限量规定。

$$CH_3CSNH_2 \longrightarrow CH_3CONH_2 + H_2S$$
$$Pb^{2+} + H_2S \longrightarrow PbS\downarrow$$

（5）砷盐检查法　采用古蔡法检查砷盐。金属锌与酸作用产生新生态氢，与药物中微量砷盐反应生成具挥发性的砷化氢，遇溴化汞试纸产生黄色至棕色的砷斑，与同条件下一定量标准砷溶液所生成的砷斑比较，判定药物中砷盐的限量。

$$As^{3+} + 3Zn + 3H^+ \longrightarrow 3Zn^{2+} + AsH_3\uparrow$$
$$AsO_3^{3-} + 3Zn + 9H^+ \longrightarrow 3Zn^{2+} + 3H_2O + AsH_3\uparrow$$
$$AsH_3 + 3HgBr_2 \longrightarrow 3HBr + As(HgBr)_3\ （黄色）$$
$$AsH_3 + 2As(HgBr)_3 \longrightarrow 3AsH(HgBr)_2\ （棕色）$$
$$AsH_3 + As(HgBr)_3 \longrightarrow 3HBr + As_2Hg_3\ （黑色）$$

（6）炽灼残渣检查法　有机药物经炽灼炭化，再加硫酸湿润、低温加热至硫酸蒸气除尽后，于高温（700~800℃）炽灼至完全灰化，使有机物质破坏分解变为挥发性物质逸出，残留的非挥发性无机杂质成为硫酸盐，为炽灼残渣。

三、仪器与试药

分析天平，旋光计，纳氏比色管，葡萄糖，氨试液，碱性酒石酸铜试液，氢氧化钠滴定液（0.02mol/L），酚酞指示液，标准氯化钠溶液，稀硝酸，硝酸银试液，标准硫酸钾溶液，稀盐酸，硫氰酸铵溶液（30→100），标准铁溶液，醋酸盐缓冲液（pH 3.5），溴化钾溴试液。

四、实验步骤

1. 性状

（1）外观性状　本品为无色结晶或白色结晶性或颗粒性粉末；无臭，味甜。本品在水中易溶，在乙醇中微溶。

（2）比旋度　取本品约 10g，精密称定，置 100ml 量瓶中，加水适量与氨试液 0.2ml，溶解后，用水稀释至刻度，摇匀，放置 10 分钟，在 25℃时，按比旋度测定方法测定，比旋度为 +52.6°至 +53.2°。

2. 化学鉴别 取本品约 0.2g，加水 5ml 溶解后，缓缓滴入微温碱性酒石酸铜试液中，即生成氧化亚铜的红色沉淀。

3. 杂质限度检查

（1）酸度 取本品 2.0g，加水 20ml 溶解后，加酚酞指示液 3 滴与氢氧化钠滴定液（0.02mol/L）0.20ml，应显粉红色。

（2）溶液的澄清度与颜色 取本品 5.0g，加热水溶解后，放冷，用水稀释至 10ml，溶液应澄清无色；如显浑浊，与 1 号浊度标准液比较，不得更浓；如显色，与对照液（取比色用氯化钴液 3.0ml、比色用重铬酸钾液 3.0ml 与比色用硫酸铜液 6.0ml，加水稀释成 50ml）1.0ml 加水稀释至 10ml 比较，不得更深。

（3）氯化物 取本品 0.60g，加水溶解使成 25ml（溶液如显碱性，可滴加硝酸使成中性），再加稀硝酸 10ml；溶液如不澄清，应滤过；置 50ml 纳氏比色管中，加水使成约 40ml，摇匀，即得供试品溶液。再取标准氯化钠溶液（每 1ml 相当于 10μg 的 Cl⁻）6.0ml，置 50ml 纳氏比色管中，加稀硝酸 10ml，加水使成 40ml，摇匀，即得对照溶液。于供试品溶液与对照溶液中，分别加入硝酸银试液 1.0ml，用水稀释使成 50ml，摇匀，在暗处放置 5 分钟，同置黑色背景上，从比色管上方向下观察、比较，即得。与制成的对照液比较，不得更浓（0.01%）。

（4）硫酸盐 取本品 2.0g，加水溶解使成约 40ml（溶液如显碱性，可滴加盐酸使成中性）；溶液如不澄清，应滤过；置 50ml 纳氏比色管中，加稀盐酸 2ml，摇匀，即得供试品溶液。另取标准硫酸钾溶液（每 1ml 相当于 100μg 的 SO₄）2.0ml，置 50ml 纳氏比色管中，加水使成约 40ml，加稀盐酸 2ml，摇匀，即得对照溶液。于供试品溶液与对照溶液中，分别加入 25% 氯化钡溶液 5ml，用水稀释至 50ml，充分摇匀，放置 10 分钟，同置黑色背景上，从比色管上方向下观察，比较，即得。与制成的对照液比较，不得更浓（0.01%）。

（5）炽灼残渣 取本品 1.0~2.0g，置已炽灼至恒重的瓷坩埚中，精密称定加硫酸 0.5~1ml 润湿，低温加热至硫酸蒸气除尽后，在 700~800℃炽灼使完全灰化，移置干燥器内，放冷，精密称定后，再在 700~800℃炽灼至得恒重。所得炽灼残渣不得超过 0.1%。

（6）铁盐 取本品 2.0g，加水 20ml 溶解后，加硝酸 3 滴，缓慢煮沸 5 分钟，放冷，用水稀释制成 45ml，加硫氰酸铵溶液（30→100）3.0ml，摇匀，如显色，与标准铁溶液 2.0ml 用同一方法制成的对照液比较，不得更深（0.001%）。

（7）重金属 取 25ml 纳氏比色管三支，甲管中加标准铅溶液（10μgPb/ml）2.0ml 与醋酸盐缓冲液（pH 3.5）2ml，加水至 25ml。乙管取本品 4.0g，加水 23ml 溶解，加醋酸盐缓冲液 2ml。丙管中加入本品 4.0g，加水 21ml 溶解，加入标准铅溶液（10μgPb/ml）2.0ml 与醋酸盐缓冲液（pH 3.5）2ml。三管中分别加硫代乙酰胺试液各 2ml，摇匀，放置 2 分钟，同置白纸上，自上向下透视，丙管中显出的颜色不浅于甲管，且乙管中显出的颜色与甲管比较，不得更深。含重金属不得过百万分之五。

（8）砷盐

①样品砷斑的制备 取本品 2.0g，置检砷瓶中，加水 5ml 溶解后，加稀硫酸 5ml 与溴化钾-溴试液 0.5ml，置水浴上加热约 20 分钟。使保持稍过量的溴存在，必要时，再补加溴化钾-溴试液适量，并随时补充蒸发的水分，放冷。加盐酸 5ml 与水适量使成 28ml。再加碘化钾试液 5ml 和酸性氯化亚锡试液 5 滴，在室温放置 10 分钟后，加锌粒 2g，迅速将瓶塞塞紧（瓶塞上已安装好装有醋酸铅棉花及溴化汞试纸的检砷管），将 A 瓶置 25~40℃水浴中，反应 45 分钟，取出溴化汞试纸，得到样品的砷斑；和标准

砷斑进行比较判断是否符合规定（0.0001%）。

②标准砷斑的制备　精密吸取标准砷溶液 2ml（每 1ml 相当于 1μg 的 As），置另一检砷瓶中，从"加盐酸 5ml 与水适量使成 28ml"照样品砷斑制备操作，得到标准砷斑。

五、注意事项

1. 杂质限量检查应遵循平行原则。

2. 选用比色管时应注意比色管的一致性，即样品管与标准管体积相等，玻璃色泽一致，管上的刻度均匀。比色管洗涤时可用铬酸洗液浸泡，不能用毛刷刷洗。比色、比浊前应采用旋摇的方法使比色管内液体充分混合均匀。

3. 旋光法测定时应注意装样时光路中不应有气泡。

六、思考题

1. 试述葡萄糖杂质来源及检查的意义？

2. 杂质检查实验操作注意事项有哪些？

3. 古蔡法检砷用到哪些试剂，各试剂的作用？

七、附注

1. 旋光度测定　方法见第三章实验一附注。

2. 实验试液配制

（1）标准氯化钠溶液（每 1ml 相当于 10μg 的 Cl）　称取氯化钠 0.165g，置 1000ml 量瓶中，加水适量使溶解并稀释至刻度，摇匀，作为贮备液。临用前，精密量取贮备液 10ml，置 100ml 量瓶中，加水稀释至刻度，摇匀，即得。

（2）标准硫酸钾溶液（每 1ml 相当于 100μg 的 SO_4）　称取硫酸钾 0.181g，置 1000ml 量瓶中，加水适量使溶解并稀释至刻度，摇匀，即得。

（3）标准铁溶液（每 1ml 相当于 10μg 的 Fe）　称取硫酸铁铵 0.863g，置 1000ml 量瓶中，加水溶解后，加硫酸 2.5ml，用水稀释至刻度，摇匀，作为贮备液。临用前，精密量取贮备液 10ml，置 100ml 量瓶中，加水稀释至刻度，摇匀，即得。

（4）标准铅溶液（每 1ml 相当于 10μg 的 Pb）　称取硝酸铅 0.159g，置 1000ml 量瓶中，加硝酸 5ml 与水 50ml 溶解后，用水稀释至刻度，摇匀，作为贮备液。临用前，精密量取贮备液 10ml，置 100ml 量瓶中，加水稀释至刻度，摇匀，即得。

（5）标准砷溶液（每 1ml 相当于 1μg 的 As）　称取三氧化二砷 0.132g，置 1000ml 量瓶中，加 20% 氢氧化钠溶液 5ml 溶解后，用适量的稀硫酸中和，再加稀硫酸 10ml，用水稀释至刻度，摇匀，作为贮备液。临用前，精密量取贮备液 10ml，置 1000ml 量瓶中，加稀硫酸 10ml，用水稀释至刻度，摇匀，即得。

（6）氨试液　取浓氨溶液 400ml，加水使成 1000ml，即得。

（7）碱性酒石酸铜试液　①取硫酸铜结晶 6.93g，加水使溶解成 100ml；②取酒石酸钾钠结晶 34.6g 与氢氧化钠 10g，加水使溶解成 100ml。用时将两液等量混合，即得。

（8）氯化钴溶液　取氯化钴 2g，加盐酸 1ml，加水溶解并稀释至 100ml，即得。

（9）重铬酸钾溶液　取得铬酸钾 7.5g，加水使溶解成 100ml，即得。

（10）硫酸铜溶液　取硫酸铜 12.5g，加水使溶解成 100ml，即得。

（11）硫氰酸铵溶液　取硫氰酸铵 8g，加水使溶解成 100ml，即得。

（12）醋酸盐缓冲液（pH 3.5）　取醋酸铵 25g，加水 25ml 溶解后，加 7mol/L 盐酸溶液 38ml，用 2mol/L 盐酸溶液或 5mol/L 氨溶液准确调节 pH 至 3.5，用水稀释至 100ml，即得。

（13）溴化钾溴试液　取溴 30g 与溴化钾 30g，加水使溶解成 100ml，即得。

（14）酚酞指示剂　取酚酞 1g，加乙醇 100ml 使溶解，即得。

（15）氢氧化钠滴定液（0.02mol/L）　取氢氧化钠适量，加水振摇使溶解成饱和溶液，冷却后，至聚乙烯塑料瓶中，静置数日，澄清后备用。取澄清的氢氧化钠饱和溶液 1.12ml，加新沸过的冷水使成 1000ml，摇匀，即得。

实验二　维生素类药物的化学鉴别

一、实验目的

1. 掌握维生素类药物（维生素 A、B_1、C）的鉴别原理。
2. 熟悉维生素类药物（维生素 A、B_1、C）鉴别实验操作方法。

二、实验原理

1. 维生素 A 的结构为具有一个共轭多烯醇侧链的环己烯，具有许多立体异构体。

维生素 A 醋酸酯（$C_{20}H_{32}O_2$　328.48）

维生素 A 在饱和无水三氯化锑的无醇三氯甲烷溶液中即显蓝色并逐渐变成紫红色。其机制为维生素 A 和氯化锑（Ⅲ）中存在的亲电试剂氯化高锑（Ⅴ）作用形成不稳定的蓝色碳正离子，反应式如下：

2. 维生素 B_1 为氯化 4-甲基-3-[(2-甲基-4-氨基-5-嘧啶基)甲基]-5-(2-羟基乙基)噻唑锇盐酸盐。本品为白色结晶或结晶粉末；有微弱的特臭，味苦。

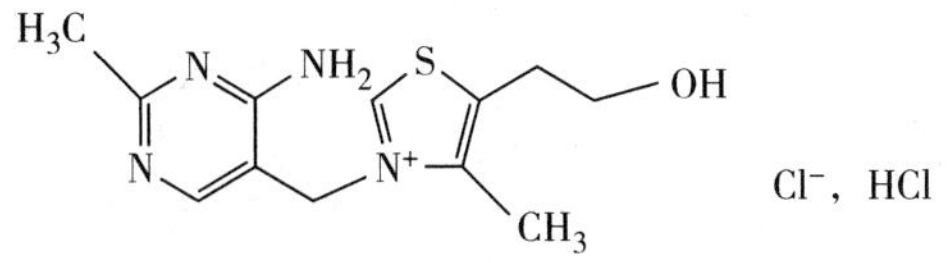

维生素 B_1（$C_{12}H_{17}ClN_4OS \cdot HCl$　337.27）

维生素 B_1 的鉴别反应　维生素 B_1 在碱性溶液中，可被铁氰化钾氧化成硫色素。硫色素溶于正丁醇中，显蓝色荧光。反应式如下：

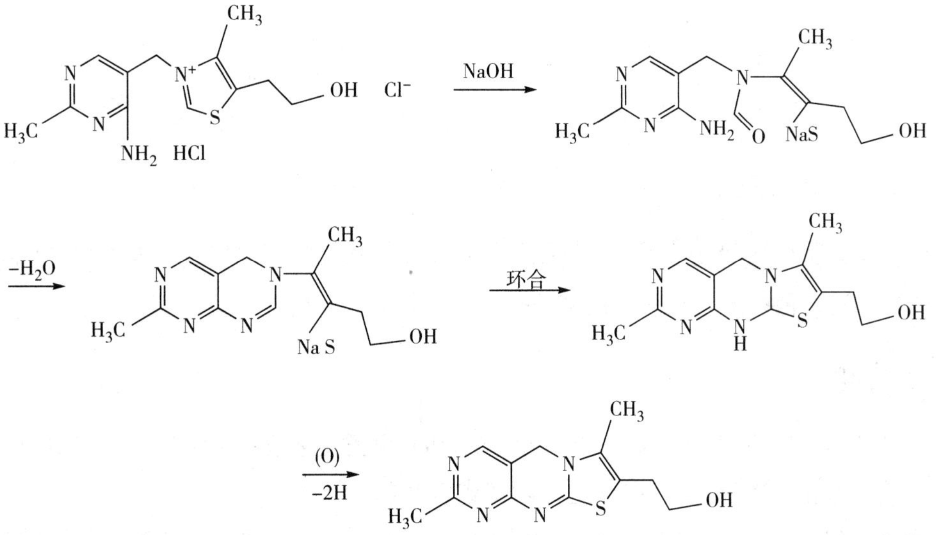

3. 维生素 C 为 L-抗坏血酸。本品为白色结晶或结晶粉末；无臭，味酸，久置色渐变微黄，水溶液显酸性反应。

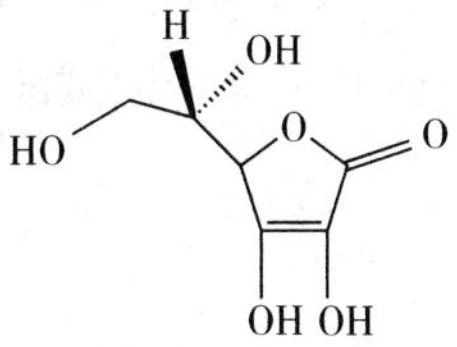

维生素 C（$C_6H_8O_6$　176.13）

4. 维生素 C 的鉴别反应原理

（1）维生素 C 分子中有二烯醇基，具有强还原性，可被硝酸银氧化为去氢抗坏血酸，同时产生黑色银沉淀，反应式如下：

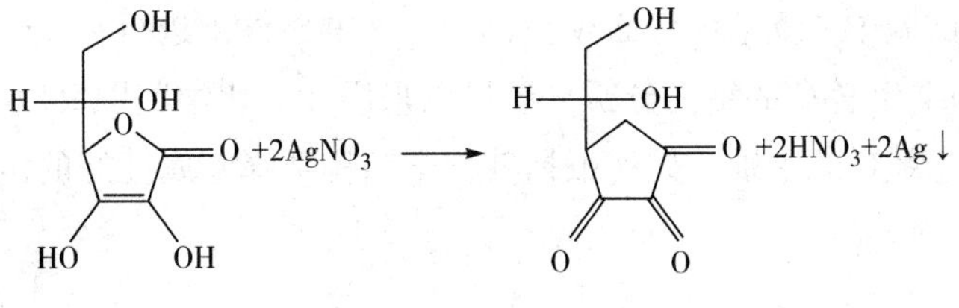

（2）二氯靛酚的氧化型在酸性介质中为玫瑰红色，碱性介质中为蓝色，与维生素作用后生成还原型无色的酚亚胺。反应式如下：

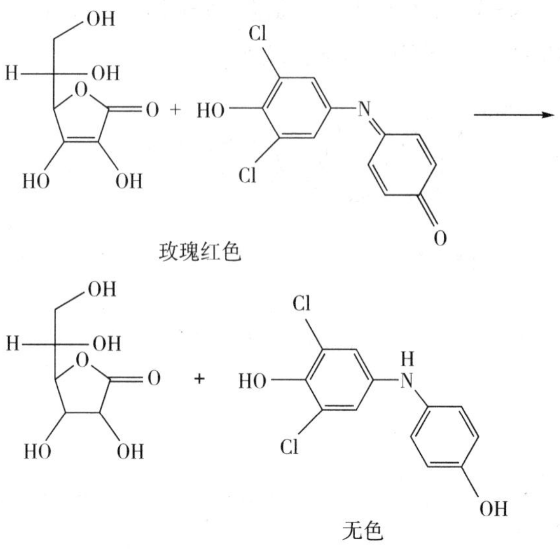

玫瑰红色

无色

三、仪器与试药

维生素 A，维生素 B₁，维生素 C，三氯甲烷，25% 三氯化锑的三氯甲烷，铁氰化钾试液，硝酸银试液，二氯靛酚钠试液，稀盐酸，氢氧化钠试液，三氯甲烷，正丁醇。

四、实验步骤

1. 维生素 A 的鉴别 取本品 1 滴，加三氯甲烷 10ml 振摇使溶解；取 2 滴，加三氯甲烷 2ml 与 25% 三氯化锑的三氯甲烷溶液 0.5ml，即显蓝色，渐变成紫红色。

2. 维生素 B₁ 的鉴别 取本品约 5mg，加氢氧化钠试液 2.5ml 溶解后，加铁氰化钾试液 0.5ml 与正丁醇 5ml，强力振摇 2 分钟，放置使分层，上面的醇层显强烈蓝色荧光；加稀盐酸使成酸性，荧光即消失，再加氢氧化钠试液使成碱性，荧光又显出。

3. 维生素 C 鉴别 取本品约 0.2g，加水 10ml 溶解后，分成二等份，在一份中加硝酸银试液 0.5ml，即生成银的黑色沉淀；在另一份中加二氯靛酚钠试液 1~2 滴，试液的颜色即消失。

五、注意事项

1. 维生素 A 的鉴别试验中，反应需在无水、无醇条件下进行，所有仪器和试剂必须干燥无水，三氯甲烷中必须无醇。

2. 三氯化锑试剂有强的腐蚀性，试验后不仅试管内溶液要回收，试管也要集中回收。

六、思考题

1. 维生素 A 的鉴别试验中，反应为何必须在无水、无醇条件下进行？
2. 根据维生素 B₁ 和维生素 C 的结构分析，还可以采用什么化学鉴别反应？
3. 对于强还原剂维生素 C 的鉴别，如何根据其化学结构选择专属性好的定性反应？

七、附注

实验试液的配制如下。

（1）三氯化锑三氯甲烷溶液 取三氯化锑 1.25g，加无水、无醇三氯甲烷适量使溶解成 5ml，摇匀，即得。

（2）铁氰化钾试液　需临时配制使用。取铁氰化钾 1g，加水 10ml 使溶解，即得。

（3）硝酸银试液　需临时配制使用。取硝酸银 17.5g，加水适量使溶解成 1000ml，摇匀，即得。

（4）二氯靛酚钠试液　取二氯靛酚钠 0.1g，加水 100ml 溶解后，滤过，即得。

（5）稀盐酸（含盐酸 9.5%~10.5%）取盐酸 234ml，加水稀释使成 1000ml，即得。

（6）氢氧化钠试液　取氢氧化钠 4.3g，加水使溶解成 100ml，即得。

实验三　盐酸普鲁卡因的鉴别与检查

一、实验目的

1. 掌握盐酸普鲁卡因的鉴别与检查项目及方法。
2. 熟悉高效液相色谱法在杂质检查中的应用。

二、实验原理

盐酸普鲁卡因的鉴别采用官能团的化学反应鉴别和红外光谱特征鉴别。

$$H_2N-\!\!\!\!\bigcirc\!\!\!\!-COOCH_2CH_2N(C_2H_5)_2 \cdot HCl \xrightarrow{\text{NaOH}} H_2N-\!\!\!\!\bigcirc\!\!\!\!-COOCH_2CH_2N(C_2H_5)_2 \downarrow$$

$$\xrightarrow{\text{NaOH}} H_2N-\!\!\!\!\bigcirc\!\!\!\!-COONa + HOCH_2CH_2N(C_2H_5)_2 \uparrow$$

$$H_2N-\!\!\!\!\bigcirc\!\!\!\!-COONa \xrightarrow{\text{HCl}} H_2N-\!\!\!\!\bigcirc\!\!\!\!-COOH \downarrow \xrightarrow{\text{HCl}} HCl \cdot H_2N-\!\!\!\!\bigcirc\!\!\!\!-COOH$$

盐酸普鲁卡因分子结构中有酯键，可发生水解反应，水解生成对氨基苯甲酸。对氨基苯甲酸随贮藏时间的延长或高温加热，可进一步脱羧转化为苯胺，而苯胺又可被氧化为有色物，疗效下降，毒性增加。

$$H_2N-\!\!\!\!\bigcirc\!\!\!\!-COOH \xrightarrow{-CO_2} H_2N-\!\!\!\!\bigcirc \xrightarrow{[O]} O=\!\!\!\!\bigcirc\!\!\!\!=O$$

三、仪器与试药

红外光谱分析仪，高效液相色谱仪，电子天平，盐酸普鲁卡因，对氨基苯甲酸对照品，亚硝酸钠，硝酸，硝酸银，二氧化锰，硫酸，碘化钾淀粉试纸，盐酸，氢氧化钠，石蕊试纸。

四、实验步骤

1. 鉴别

（1）取本品约 0.1g，加水 2ml 溶解后，加 10% 氢氧化钠溶液 1ml，即生成白色沉淀；加热，变为油状物；继续加热，发生的蒸气能使湿润的红色石蕊试纸变蓝色；热至油状物消失后，放冷，加盐酸酸化，即析出白色沉淀。

（2）本品的水溶液显氯化物的鉴别反应。取供试品溶液，加稀硝酸使成酸性后，滴加硝酸银试液，即生成白色凝乳状沉淀；分离，沉淀加氨试液即溶解，再加稀硝酸酸化后，沉淀复生成。另取供试品少量，置试管中，加少量的二氧化锰，混匀，加硫酸湿润，缓缓加热，即产生氯气，能使水润湿的碘化钾淀粉试纸显蓝色。

（3）本品显芳香第一胺类的鉴别反应。取供试品约 50mg，加稀盐酸 1ml，必要时缓缓煮沸使溶解，放冷，加 0.1mol/L 亚硝酸钠溶液数滴，滴加碱性 β-萘酚试液数滴，供试品不同，生成橙黄色到猩红色沉淀。

（4）本品的红外吸收图谱应与对照的图谱一致（药品红外光谱集 397 图）或对照品的光谱图一致。

2. 检查

（1）酸度　取本品 0.40g，加水 10ml 溶解后，加甲基红指示液 1 滴，如显红色，加氢氧化钠滴定液（0.02mol/L）0.20ml，应变为橙色。

（2）溶液的澄清度　取本品 2.0g，加水 10ml 溶解后，溶液应澄清。

（3）盐酸普鲁卡因中对氨基苯甲酸的检查

供试品溶液的制备　取本品，精密称定，加水溶解并稀释制成每 1ml 中含盐酸普鲁卡因 0.2mg 的溶液，作为供试品溶液。

对照品溶液的制备　取对氨基苯甲酸对照品，精密称定，加水溶解并定量制成每 1ml 中含对氨基苯甲酸 1μg 的溶液，作为对照品溶液。

测定法　取供试品溶液 1ml 与对照品溶液 9ml 混合均匀，作为系统适用性试验溶液。照高效液相色谱法试验，用十八烷基硅烷键合硅胶为填充剂；以甲醇-含 0.1% 庚烷磺酸钠的 0.05mol/L 磷酸二氢钾溶液（用磷酸调 pH 至 3.0）（32：68）为流动相；检测波长为 279nm。取系统适用性试验溶液 10μl，注入液相色谱仪，理论板数按对氨基苯甲酸峰计应不低于 2000，盐酸普鲁卡因和对氨基苯甲酸之间的分离度应大于 2.0。精密量取供试品溶液与对照品溶液各 10μl，分别注入液相色谱仪，记录色谱图。供试品溶液色谱图中如有与对氨基苯甲酸对照品相应的杂质峰，按外标法以峰面积计算，不得过 0.5%。

五、注意事项

1. 鉴别试验时应控制溶液的浓度、温度和时间。
2. 微量注射器使用前应先用待测溶液洗涤至少 3 次，实验结束后应用无水乙醇清洗干净，备用。

六、思考题

1. 芳香第一胺类反应受哪些试验条件影响，如何控制好试验条件？
2. 高效液相色谱用于杂质检查的方法有哪些？

七、附注

1. 高效液相色谱法　方法见第三章实验二附注。

2. 高效液相色谱进行杂质检查的方法

（1）外标法（杂质对照品法）　适用于有杂质对照品。方法：配制杂质对照品溶液和供试品溶液，分别取一定量注入色谱仪，测定杂质对照品溶液和供试品溶液中杂质峰的响应，按外标法计算杂质的浓度。外标法定量比较准确，但必须有杂质对照品。

（2）加校正因子的主成分自身对照法　测定杂质含量时，可采用加校正因子的主成分自身对照法。

在建立方法时，按各品种项下的规定，精密称（量）取待测杂质对照品和参比物质对照品各适量，配制待测杂质校正因子的溶液，进样，记录色谱图，按下式计算待测杂质的校正因子。

$$校正因子 = \frac{c_A/A_A}{c_B/A_B}$$

式中，c_A 为待测杂质的浓度；A_A 为待测杂质的峰面积或峰高；c_B 为参比物质的浓度；A_B 为参比物质的峰面积或峰高。

也可精密称（量）取主成分对照品和杂质对照品各适量，分别配制成不同浓度的溶液，进样，记录色谱图，分别绘制主成分浓度和杂质浓度对其峰面积的回归曲线，以主成分回归直线斜率与杂质回归直线斜率的比计算校正因子。

校正因子可直接载入各品种项下，用于校正杂质的实测峰面积。需作校正计算的杂质，通常以主成分为参比，采用相对保留时间定位，其数值一并载入各品种项下。

测定杂质含量时，按各品种项下规定的杂质限度，将供试品溶液稀释成与杂质限度相当的溶液，作为对照溶液；进样，记录色谱图，必要时，调节纵坐标范围（以噪声水平可接受为限）使对照溶液的主成分色谱峰的峰高约达满量程的 10%～25%。除另有规定外，一般进样不少于 3 针，通常含量低于 0.5% 的杂质，对照溶液主峰面积的相对标准偏差（RSD）应小于 10%；含量在 0.5%～2% 的杂质，主峰面积的 RSD 应小于 5%；含量大于 2% 的杂质，主峰面积的 RSD 应小于 2%。然后，取供试品溶液和对照溶液适量，分别进样，除另有规定外，供试品溶液的记录时间，应为主成分色谱峰保留时间的 2 倍，测量供试品溶液色谱图上各杂质的峰面积，分别乘以相应的校正因子后与对照溶液主成分的峰面积比较，依法计算各杂质含量。

（3）不加校正因子的主成分自身对照法　测定杂质含量时，若无法获得待测杂质的校正因子，或校正因子可以忽略，可采用不加校正因子的主成分自身对照法。同上述（2）法配制对照溶液、调节纵坐标范围和计算峰面积的相对标准偏差后，取供试品溶液适量进样。除另有规定外，供试品溶液的记录时间应为主成分色谱峰保留时间的 2 倍，测量供试品溶液色谱图上各杂质的峰面积并与对照溶液主成分的峰面积比较，依法计算杂质含量。

（4）面积归一化法　通常只适用于供试品中结构相似、相对含量较高且限度范围较宽的杂质含量的粗略考查。方法：取供试品溶液适量，注入液相色谱仪，记录色谱图。测量各峰的面积和色谱图中除溶剂峰以外的总色谱峰面积，计算各杂质峰面积占总峰面积的百分率，应不得超过限量。

3. 实验试液配制

（1）10% 氢氧化钠溶液　取氢氧化钠 10.0g，加水溶解成 100ml，即得。

（2）稀硝酸　取硝酸 105ml，加水稀释至 1000ml，即得。本液含 HNO_3 应为 9.5%～10.5%。

（3）硝酸银试液　取硝酸银 17.5g，加水适量使溶解成 1000ml，摇匀。

（4）氨试液　取浓氨溶液 400ml，加水使成 1000ml，即得。

（5）0.1mol/L 亚硝酸钠试液　取亚硝酸钠 7.2g，加无水碳酸钠（Na_2CO_3）0.10g，加水适量使溶解成 1000ml，摇匀。

（6）碱性 β-萘酚试液　取 β-萘酚 0.25g，加氢氧化钠溶液（1→10）10ml 使溶解，即得。本液应临用新制。

（7）稀盐酸　取盐酸 234ml，加水稀释至 1000ml，即得。本液含 HCl 应为 9.5%～10.5%。

（8）氢氧化钠滴定液（2mol/L）　取澄清的氢氧化钠饱和溶液 11.2ml，加新沸过的冷水使成 1000ml。

实验四　布洛芬中有关物质检查

一、实验目的

1. 掌握薄层色谱法的基本操作。
2. 熟悉薄层色谱法在杂质检查中的应用。

二、实验原理

布洛芬（$C_{13}H_{18}O_2$　206.28）

薄层色谱法可用于药物中杂质的检查，布洛芬有关物质化学结构与药物类似，故采用供试品溶液自身稀释对照法。

三、仪器与试药

分析天平，硅胶 G 薄层板，紫外检视灯，烘箱，布洛芬，三氯甲烷，微量点样器，正己烷，乙酸乙酯，冰醋酸，层析缸，高锰酸钾，稀硫酸。

四、实验步骤

1. 供试品溶液制备　取本品，加三氯甲烷制成每 1ml 中含 100mg 的溶液，作为供试品溶液。

2. 对照溶液制备　精密量取供试品溶液适量，用三氯甲烷定量稀释制成每 1ml 中含 1mg 的溶液，作为对照溶液。

3. 点样　吸取上述两种溶液各 5μl，分别点于同一硅胶 G 薄层板上，

4. 展开　以正己烷-乙酸乙酯-冰醋酸（15：5：1）为展开剂，展开，晾干。

5. 显色　喷以 1% 高锰酸钾的稀硫酸溶液，在 120℃ 加热 20 分钟，置紫外灯光（365nm）下检视。

6. 判断　供试品溶液如显杂质斑点，与对照溶液的主斑点比较，不得更深。

五、注意事项

1. 展开剂以临用新配为宜，在配制展开剂时，比例要准确。
2. 注意实验环境温度和湿度对薄层色谱的影响。

六、思考题

1. 薄层色谱法检查杂质一般有哪些方法？
2. 影响薄层色谱的因素有哪些？

七、附注

1. 薄层色谱的操作方法

（1）薄层板制备

自制薄层板 除另有规定外，将一份固定相和三份水在研钵中按同一方向研磨混合，去除表面的气泡后，倒入涂布器中，在玻璃板上平稳的移动涂布器进行涂布（厚度为 0.2~0.3mm），取下涂好薄层板的玻璃板至水平台上于室温下晾干后，在110℃活化30分钟，即置有干燥剂的干燥箱中备用。

市售薄层板 临用前一般应在110℃活化30分钟。

（2）点样 除另有规定外，用点样器点样于薄层板上，一般为圆点，点样基线距底边 2.0cm，样点直径为 2~4mm（高效薄层板为 1~2mm），点间距离可视斑点扩散情况以不影响检出为宜，一般为 1.0~2.0cm（高效薄层板可不小于5mm）。点样时必须注意勿损伤薄层板表面。

（3）展开 展开缸如需预先用展开剂饱和，可在缸中加入足够量的展开剂，必须使在壁上贴两条与缸一样高、宽的滤纸条，一端浸入展开剂中，密封顶盖，使系统平衡或按各品种项下的规定操作。

将点好供试品的薄层板放入展开缸中，浸入展开剂的深度为距薄层板底边 0.5~1.0cm（切勿将点样浸入展开剂中），密封顶盖，待展开至适宜的展距（如：20cm 的薄层板，展距一般为 10~15cm；10cm 的高效薄层板展距一般为 5cm 左右），取出薄层板，晾干，按各品种项下的规定检查。

（4）显色与检视 荧光薄层板可以用荧光猝灭法；普通薄层板，有色物质可直接检视，无色物质可用物理或化学方法检视。物理方法使检出斑点的荧光颜色及强度；化学方法一般用化学试剂显色后，立即覆盖同样大小的玻璃板，检视。

2. 实验试剂的配制

（1）稀硫酸 取硫酸 57ml，加水稀释至 1000ml，即得。本液含 H_2SO_4 应为9.5%~10.5%。

（2）1%高锰酸钾的稀硫酸溶液 取高锰酸钾 1g，加稀硫酸使溶解成 100ml，即得。

实验五 对乙酰氨基酚片的溶出度检查

一、实验目的

1. 掌握固体制剂（片剂、丸剂、胶囊剂等）溶出度测定原理、方法与数据处理。
2. 掌握溶出仪的使用方法，了解溶出仪的基本构造与性能。

二、实验原理

1. 溶出度系指活性药物从片剂、胶囊剂量或颗粒剂等普通制剂在规定条件下溶出的速率和程度，在缓释制剂、控释制剂、肠溶制剂及透皮贴剂等制剂中也称释放度。

2. 溶出度的测定原理为 Noyes-Whitney 方程：

$$dc/dt = kS\ (C_s - C_t)$$

式中，dc/dt 为溶出速度；k 为溶出速度常数；s 为固体药物表面积；C_s 为药物的饱和溶液浓度；C_t 为 t 时的药物浓度。

试验中，溶出介质的量必须远远超过使药物饱和的介质所需要的量。一般至少为使药物饱和时介质用量的 5~10 倍。现行《中国药典》溶出度测定方法有篮法、桨法、小杯法、桨碟法、转筒法。并对装置的结构和要求作了具体的规定。通常以固体制剂中主药溶出一定量所需时间或规定时间内主药溶出百分数作为制剂质量评价指标。

三、仪器与试药

智能溶出仪，紫外-可见分光光度仪，电子天平，1000ml 量瓶，100ml 量瓶，超声仪，微孔滤膜，移液管，研钵，试管，试管架，对乙酰氨基酚片（市售品），人工胃液（0.1mol/L 盐酸）。

四、实验步骤

1. 取对乙酰氨基酚原料药适量，分别配制成不同浓度，用紫外分光光度计测定其在 257nm 波长处的吸光度。在电脑上运用 Excel 软件计算浓度对吸光度的回归曲线方程，并得出相关系数 r。

2. 取对乙酰氨基酚片（市售品），照篮法溶出度测定法，以稀盐酸 24ml 加水至 1000ml 为溶出介质，转速为每分钟 100 转，经 30 分钟时，取溶液滤过，精密量取续滤液适量，用 0.04% 氢氧化钠溶液稀释成每 1ml 中含对乙酰氨基酚 5~10μg 的溶液，紫外-可见分光光度计在 257nm 波长处测定吸光度。以对乙酰氨基酚原料药测定其紫外吸收的标准曲线。根据标准曲线计算对乙酰氨基酚的量。限度为标示量的 80%，应符合规定。《中国药典》规定按 $C_8H_9NO_2$ 的吸收系数（$E_{1cm}^{1\%}$）为 715 计算每片的溶出量。

$$溶出度 = \frac{溶出量/片}{标示量/片} \times 100\%$$

$$= \frac{A \times D}{E_{1cm}^{1\%} \times 100 \times 标示量} \times 100\%$$

式中，A 为吸光度；D 为稀释体积；$E_{1cm}^{1\%}$ 为百分吸收系数。

3. 为考察对乙酰氨基酚的溶出规律，可以在第 10、15、20、25、30、45 分钟分别取样进行测定，描出溶出曲线。

五、注意事项

1. 溶出介质应新鲜配制和脱气处理。
2. 转篮的底部不应有气泡，如果发生气泡，可用细玻棒除去。
3. 转篮用后立即冲洗晾干后妥善保管，不得摔碰。

六、思考题

1. 固体制剂进行溶出度测定有何意义？哪些药物应进行溶出度测定？
2. 影响溶出度测定结果的因素有哪些？

七、附注

1. 溶出度检查结果判定

普通制剂结果判定：符合下述条件之一者，可判为符合规定。①6 片中，每片的溶出量按标示量计算，均不低于规定限度 Q；②6 片中，如有 1~2 片低于 Q，但不低于 $Q-10\%$，且其平均溶出量不低于 Q；③6 片中，有 1~2 片低于 Q，其中仅有 1 片低于 $Q-10\%$，但不低于 $Q-20\%$，且其平均溶出量不低于 Q 时，应另取 6 片复试；初、复试的 12 片中 1~3 片低于 Q，其中仅有 1 片低于 $Q-10\%$，但不低于

Q-20%，且其平均溶出量不低于 Q。以上结果判定中所示的 10%、20% 是指相对于标示量的百分率（%）。

2. 试液的配制

（1）稀盐酸 取盐酸 234ml，加水稀释至 1000ml，即得。本液含 HCl 应为 9.5%～10.5%。

（2）0.04% 氢氧化钠溶液 取氢氧化钠 0.4g，加水使溶解成 1000ml，即得。

实验六 地塞米松磷酸钠中甲醇、乙醇和丙酮的检查

一、实验目的

1. 掌握残留溶剂的限量计算方法和内标法计算方法。
2. 熟悉 GC-FID 测定残留溶剂的方法。
3. 熟悉气相色谱仪的工作原理和操作方法。

二、实验原理

气相色谱工作原理：是利用试样中各组分在气相和固定液相间的分配系数不同，当气化后的试样被载气带入色谱柱中运行时，组分就在其中的两相间进行反复多次分配，由于固定相对各组分的吸附或溶解能力不同，因此各组分在色谱柱中的运行速度就不同，经过一定的柱长后，便彼此分离，按顺序离开色谱柱进入检测器，产生的离子流讯号经放大后，在记录器上描绘出各组分的色谱峰。

三、仪器与试药

气相色谱仪，弱极性或中等极性气相色谱柱，微量注射器，100ml 量瓶，移液管或移液枪，顶空瓶，试管，分析天平，地塞米松磷酸钠，甲醇，乙醇，丙酮，正丙醇。

四、实验步骤

1. 色谱条件

色谱柱：6% 氰丙基苯基-94% 二甲基聚硅氧烷毛细管色谱柱；检测器：FID；柱温：程序升温；气化室温度：200℃；检测器温度：250℃；载气：N_2；流速：1～2 ml/min；顶空进样。

2. 残留溶剂甲醇、乙醇和丙酮的检查

（1）内标溶液的配制 取正丙醇，用水稀释制成 0.02%（ml/ml）的溶液。

（2）供试品溶液的配制 取本品约 1.0g，精密称定，置 10ml 量瓶中，加内标溶液溶解并稀释至刻度，摇匀，精密量取 5ml，置顶空瓶中，密封，作为供试品溶液。

（3）对照溶液的配制 取甲醇约 0.3g、乙醇约 0.5g 与丙酮约 0.5g，精密称定，置 100ml 量瓶中，用上述内标溶液稀释至刻度，摇匀，精密量取 1ml，置 10ml 量瓶中，用内标溶液稀释至刻度，摇匀，精密量取 5ml，置顶空瓶中，密封，作为对照溶液。

（4）测定 用 6% 氰丙基苯基-94% 二甲基聚硅氧烷毛细管色谱柱，起始温度 40℃，以每分钟 5℃ 的速度升温至 120℃，维持 1 分钟，顶空瓶平衡温度 90℃，平衡时间 60 分钟，理论板数按正丙醇计算不低于 10 000，各成分峰间的分离度均应符合要求。分别量取供试品溶液与对照品溶液顶空瓶上层气体

1ml，注入气相色谱仪，记录色谱图。按内标法以峰面积计算，应符合规定（甲醇 0.3%，乙醇 0.5%，丙酮 0.5%）。

五、注意事项

1. 色谱柱的使用温度：各种固定相均有最高使用温度的限制，为延长色谱柱的使用寿命，在分离度达到要求的情况下尽可能选择低的柱温。开机时，要先通载气，再升高气化室、检测室温度和分析柱温度，为使检测室温度始终高于分析柱温度，可先加热检测室，待检测室温度升至近设定温度时再升高分析柱温度；关机前须先降温，待柱温降至50℃以下时，才可停止通载气、关机。

2. 为获得较好的精密度和色谱峰形状，进样时速度要快而果断，并且每次进样速度、留针时间应保持一致。

3. 为避免被测物冷凝在检测器上而污染检测器，检测器的温度必须高于柱温。

六、思考题

1. 根据样品的性质，如何确定气相色谱法的各种条件（如采用的固定液，柱温等）？
2. 内标物的选择依据是什么？

七、附注

气相色谱法见第三章实验十附注。

实验七　地西泮片含量均匀度检查

一、实验目的

1. 掌握固体制剂含量均匀度检查意义。
2. 熟悉含量均匀度检查判断方法。

二、实验原理

含量均匀度系指小剂量或单剂量的固体制剂、半固体制剂和非均相液体制剂的每片（个）含量符合标示量的程度。

除另有规定外，片剂、硬胶囊剂或注射用无菌粉末，每片（个）标示量不大于5mg或主药含量不大于每片（个）重量25%者；内容物非均一溶液的软胶囊、单剂量包装的口服混悬液、透皮贴剂、吸入剂和栓剂，均应检查含量均匀度。复方制剂仅检查符合上述条件的组分。

凡检查含量均匀度的制剂，一般不再检查重（装）量差异。

三、仪器与试药

紫外-可见分光光度仪，100ml 量瓶，硫酸，甲醇，地西泮。

四、实验步骤

取本品 1 片，置 100ml 量瓶中，加水 5ml，振摇，使药片崩解后，加 0.5% 硫酸的甲醇溶液约 60ml，充分振摇使地西泮溶解，用加 0.5% 硫酸的甲醇溶液稀释至刻度，摇匀，滤过，精密量取续滤液 10ml，置于 25ml 量瓶中，用 0.5% 硫酸的甲醇溶液稀释至刻度，摇匀，照紫外–可见分光光度法，在 284nm 的波长处测定吸光度，按 $C_{16}H_{13}ClN_2O$ 的吸收系数（$E_{1cm}^{1\%}$）为 454 计算含量，测定 10 片，判断含量均匀度是否符合规定。

$$S = \sqrt{\frac{\sum (X - \bar{X})^2}{n - 1}}$$

$$A = |\,100 - \bar{X}\,|$$

式中，X 为每片含量；$\bar{X}$ 为平均含量；S 为标准差；A 为标示量与均值之差的绝对值。

五、注意事项

1. 测定所用溶剂需一次配够，混合均匀后使用。
2. 供试品的主药必须溶解完全，测定溶液必须澄清。

六、思考题

1. 哪些制剂需检查含量均匀度？
2. 含量均匀度判断方法是什么？

七、附注

1. 含量均匀度检查法　本法用于检查单剂量的固体、半固体和非均相液体制剂含量符合标示量的程度。

除另有规定外，片剂、硬胶囊剂、颗粒剂或散剂等，每一个单剂标示量小于 25mg 或主药含量小于每一个单剂重量 25% 者；药物间或药物与辅料间采用混粉工艺制成的注射用无菌粉末；内充非均相溶液的软胶囊；单剂量包装的口服混悬剂、透皮贴剂和栓剂等制剂通则项下规定含量均匀度应符合要求的制剂，均应检查含量均匀度。复方制剂仅检查符合上述条件的组分，多种维生素或微量元素一般不检查含量均匀度。

凡检查含量均匀度的制剂，一般不再检查重（装）量差异；当全部主成分均进行含量均匀度检查时，复方制剂一般亦不再检查重（装）量差异。

除另有规定外，取供试品 10 个，照各品种项下规定的方法，分别测定每一个单剂以标示量为 100 的相对含量 x_i，求其均值 $\bar{X}$ 和标准差 S $\left[S = \sqrt{\dfrac{\sum\limits_{i=1}^{n} (x_i - \bar{X})^2}{n - 1}} \right]$ 以及标示量与均值之差的绝对值 A（$A = |\,100 - \bar{X}\,|$）。

若 $A + 2.2S \leq L$，则供试品的含量均匀度符合规定；

若 $A + S > L$，则不符合规定；

若 $A + 2.2S > L$，且 $A + S \leq L$，则应另取供试品 20 个复试。

根据初、复试结果，计算 30 个单剂的均值 $\bar{X}$、标准差 S 和标示量与均值之差的绝对值 A。再按下述公式计算并判定。

当 $A \leq 0.25L$ 时，若 $A^2 + S^2 \leq 0.25L^2$，则供试品的含量均匀度符合规定；若 $A^2 + S^2 > 0.25L^2$ 则不符合

规定。

当 $A>0.25L$ 时，若 $A+1.7S \leq L$，则供试品的含量均匀度符合规定；若 $A+1.7S>L$，则不符合规定。

上述公式中 L 为规定值。除另有规定外，$L=15.0$；单剂量包装的口服混悬剂、内充非均相溶液的软胶囊、胶囊型或泡囊型粉雾剂、单剂量包装的眼用、耳用、鼻用混悬剂、固体或半固体制剂 $L=20.0$；透皮贴剂、栓剂 $L=25.0$。

2. 紫外测定对溶剂的要求 含有杂原子的有机溶剂，通常均具有很强的末端吸收。因此当作溶剂使用时，它们的使用范围均不能小于截止使用波长。例如甲醇、乙醇的截止使用波长为 205nm。另外，当溶剂不纯时，也可能增加干扰吸收。因此，在测定供试品前，应先检查所用的溶剂在供试品所用的波长附近是否符合要求，即将溶剂置 1cm 石英吸收池中，以空气为空白（即空白光路中不置任何物质）测定其吸光度。溶剂和吸收池的吸光度，在 220~240nm 范围内不得超过 0.40，在 241~250nm 范围内不得超过 0.20，在 251~300nm 范围内不得超过 0.10，在 300nm 以上时不得超过 0.05。

3. 试液的配制

0.5%硫酸的甲醇溶液 取浓硫酸 0.5ml，加甲醇稀释至 100ml，即得。

实验八 左氧氟沙星中光学异构体的检查

一、实验目的

1. 掌握手性药物异构体检查的基本原理。
2. 了解手性试剂流动相的原理及应用。

二、实验原理

左氧氟沙星是氧氟沙星的左旋光学异构体。其抗菌活为氧氟沙星的 2 倍，是右旋氧氟沙星的 8~128 倍，其不良反应发生率也比氧氟沙星低。故左氧氟沙星原料中要控制异构体杂质右氧氟沙星。采用配合交换手性流动相法，将手性试剂加到流动相中，与手性药物生成可逆的非对映体复合物，根据复合物的性质，于非手性固定相上分离对映体。

三、仪器与试药

高效液相色谱仪，C$_{18}$柱，硫酸铜，D-苯丙氨酸，氧氟沙星对照品，左氧氟沙星，容量瓶，甲醇。

四、实验步骤

1. 色谱条件与系统适用性试验 用十八烷基硅烷键合硅胶为填充剂；以硫酸铜 D-苯丙氨酸溶液（取 D-苯丙氨酸 1.32g 与硫酸铜 1g，加水 1000ml 溶解后，用氢氧化钠试液调节 pH 至 3.5）-甲醇（82：18）为流动相；柱温 40℃，检测波长为 294nm。取左氧氟沙星和氧氟沙星对照品各适量，加流动相溶解并定量稀释制成每 1ml 中约含左氧氟沙星 1mg 和氧氟沙星 20μg 的溶液，取 20μl 注入液相色谱仪，记录色谱图，右氧氟沙星与左氧氟沙星依次流出，右、左旋异构体峰的分离度应符合要求。

2. 供试品溶液的制备 取本品适量，加流动相溶解并稀释制成每 1ml 中约含 1.0mg 的溶液，作为供试品溶液。

3. 对照溶液的制备 精密量取供试品溶液适量，用流动相定量稀释制成每 1ml 中约含 10μg 的溶液，作为对照溶液。

4. 结果测定及判断 取对照溶液 20μl 注入液相色谱仪，调节检测灵敏度，使主成分色谱峰的峰高约为满量程的 25%，再精密量取供试品溶液和对照品溶液各 20μl，分别注入液相色谱仪，记录色谱图，供试品溶液色谱图中右氧氟沙星峰面积不得大于对照溶液主峰面积（1.0%）。

五、注意事项

1. 分析结束后，注意清洗色谱系统。
2. 供试品的主药必须溶解完全，测定溶液必须澄清。

六、思考题

1. 手性药物拆分有哪些方法？
2. 写出 5 个临床应用的手性药物。

七、附注

1. 手性流动相拆分法 手性流动相（CMP）拆分法也称手性洗脱法或手性流动相添加剂法。将手性试剂加入流动相中，使其与待测物以氢键、离子键或金属离子配位键形成非对映异构体复合物，根据所形成复合物的稳定常数不同而在常规 HPLC 固定相条件下获得分离。

常用的手性添加剂如下。

（1）配基交换手性添加剂（chiral ligand-exchang complexes，CLEC） 以该类添加剂的基础理论研究较成熟，应用也较广。在 CLEC 中，手性配基多为光活性氨基酸（AA）或其衍生物。它们和二价金属离子螯合，以适当的浓度分布于流动相中，遇到药物消旋体，共同形成配位络合物对，然后在反相或正相柱上完成拆分。

（2）环糊精类添加剂 环糊精（cyclodextrins，CD）是由吡喃葡萄糖通过 α-(1,4)糖苷键连接构成的环状低聚糖，如果待分析化合物的分子大小与空腔相符合，则可形成 CD 包合物。常用的 CD 主要为 β-CD、γ-CD 和新型改性 CD。

（3）手性离子对络合剂（chiral ion pair complex，CIPC） 荷电药物能与手性离子对缔合成电中性络合物，同时还可由外加的手性络合剂控制。

2. 试液的配制

氢氧化钠试液 取氢氧化钠 4.3g，加水溶解成 100ml，即得。

第三章 化学药物及其制剂的含量测定

实验一 葡萄糖注射液的含量测定

一、实验目的

1. 掌握旋光度法和快速分析法（剩余碘量法）测定葡萄糖含量的方法与原理。
2. 熟悉旋光仪的使用。

二、实验原理

葡萄糖注射液为葡萄糖或无水葡萄糖的灭菌水溶液。含葡萄糖（$C_6H_{12}O_6 \cdot H_2O$）应为标示量的95.0%~105.0%。

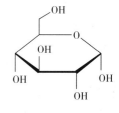

葡萄糖分子结构中含有多个手性碳原子，具有旋光性。《中国药典》（2020年版）采用旋光法测定葡萄糖注射液的含量。葡萄糖的水溶液具有右旋性，由于葡萄糖在水中有三种互变异构体存在，故有变旋现象。须放置6小时以上或加热、加酸、加弱碱，使变旋反应达到平衡。用旋光法测定葡萄糖含量时，加入少量碱液（如氨试液）可加速变旋反应，促进达到平衡。平衡时，葡萄糖水溶液的比旋度为+52.6°至+53.2°（25℃）。变旋平衡反应如下：

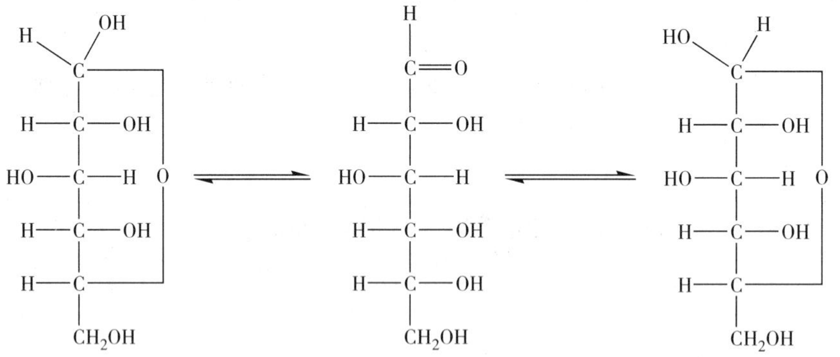

α–D–葡萄糖　　　　　　　　醛式–D–葡萄糖　　　　　　　β–D–葡萄糖
$[\alpha]_D^{20} = +113.4°$　　　　　　$[\alpha]_D^{20} = +52.75°$　　　　　　$[\alpha]_D^{20} = +19.7°$
（占36%）　　　　　　　　（占0.024%）　　　　　　　（占64%）

葡萄糖在碱性条件下被定量过量的碘氧化成葡萄糖酸，剩余的碘在酸性条件下用硫代硫酸钠测定，从而算出葡萄糖的含量。

$$I_2 + 2NaOH \longrightarrow NaIO + NaI + H_2O$$

$$CH_2OH(CHOH)_4CHO + I_2 + 3NaOH \longrightarrow CH_2OH(CHOH)_4COONa + 2NaI + 2H_2O$$

$$3NaIO \longrightarrow NaIO_3 + 2NaI$$

$$NaIO_3 + 5NaI + 6HCl \longrightarrow 3I_2 + 6NaCl + 3H_2O$$
$$2Na_2S_2O_3 + I_2 \longrightarrow Na_2S_4O_6 + 2NaI$$

三、仪器与试药

全自动旋光仪，分析天平，量瓶，移液管，葡萄糖注射液，氨试液，碘液，氢氧化钠溶液，稀硫酸，硫代硫酸钠滴定液。

四、实验步骤

1. 旋光法测定葡萄糖的含量 精密量取本品适量（约相当于葡萄糖10g），置100ml量瓶中，加氨试液0.2ml（10%或10%以下规格的本品可直接取样测定），用水稀释至刻度，摇匀，静置10分钟，在25℃时，将测定管用上述供试液体冲洗数次，缓缓注入供试液（注意勿使发生气泡），置于旋光计内检测读数，即得供试液的旋光度。用同法读取旋光度3次，取3次的平均数，与2.0852相乘，即得供试品中含有$C_6H_{12}O_6 \cdot H_2O$的重量（g）。

$$c = \alpha \times 2.0852$$

式中，2.0852则是当测定管为1dm时，每1°旋光度相当于待测溶液100ml中含$C_6H_{12}O_6 \cdot H_2O$的克数。

2. 快速分析法（剩余碘量法）测定葡萄糖含量 取5%葡萄糖注射液2.0ml，置25ml量瓶中，加水稀释至刻度。取出稀释液5.0ml，准确加入0.05mol/L碘滴定液5.0ml，滴加约2mol/L氢氧化钠溶液7~8滴，至溶液呈淡黄色。暗处放置5分钟，滴加约1mol/L稀盐酸溶液至呈酸性后，以0.1mol/L硫代硫酸钠溶液滴定至无色。消耗0.1mol/L硫代硫酸钠溶液若为2.88~3.08ml时，则本品含量符合《中国药典》规定。

五、注意事项

1. 每次测定前应以溶剂作空白校正，测定后，再校正1次，以确定在测定时零点有无变动。如第2次校正时发现零点有变动，则应重新测定旋光度。

2. 配制溶液及测定时，均应调节温度至20℃±0.5℃（或各品种项下规定的温度）。

3. 计算因素2.0852的由来：已知$\alpha = 1°$无水葡萄糖的$[\alpha]_D^{25} = +52.75°$，测定管长度为1dm。

$$c = \frac{100\alpha}{[\alpha]_D^{25} \times l} = \frac{100 \times 1}{52.75 \times 1} = 1.8957$$

即旋光度为1°时，相当于被测溶液每100ml中无水葡萄糖的克数。

因此，$c = \alpha \times 1.8957$（无水葡萄糖）

再换算成含1分子结晶水葡萄糖的克数：

$$\alpha \times 1.8957 \times \frac{C_6H_{12}O_6 \cdot H_2O}{C_6H_{12}O_6} = 1 \times 1.8957 \times \frac{198.17}{180.16} = 2.0852$$

4. 快检中2.88~3.08ml的来历：

取样量 $2.0 \times 5\% = 0.1g$ 　　实际测定量 $0.1 \times \frac{5}{25} = 0.02g$

要求含量范围：上限 $\frac{0.02 \times 1.05}{198.17} = 0.0001059mol$

下限 $\frac{0.02 \times 0.95}{198.17} = 0.000958mol$

碘与硫代硫酸钠为 2：1 的反应，所以消耗硫代硫酸钠的摩尔（mol）数为 0.0002882 ~ 0.0003084mol，相当于 0.1mol/L 硫代硫酸钠标准溶液 2.88~3.08ml。

六、思考题

1. 葡萄糖旋光法测定时，为什么要加氨试液并放置后进行测定？
2. 快速分析法为什么要加入氢氧化钠溶液，能否一次性加入规定量的氢氧化钠溶液？

七、附注

1. 旋光度测定　当平面偏振光通过含有某些光学活性物质（如具有不对称碳原子的化合物）的液体或溶液时，能引起旋光现象，使偏振光的振动平面向左或向右旋转。偏振光旋转的度数称为旋光度。偏振光透过长 1dm，且每 1ml 中含有旋光性物质 1g 的溶液，在一定波长与温度下，测得的旋光度称为比旋度。比旋度是旋光物质的重要物理常数，可以用来区别药物或检查药物的纯杂程度，也可用来测定含量。

《中国药典》中系用钠光谱的 D 线（589.3nm）测定旋光度，除另有规定外，测定管长度为 1dm（如使用其他管长，应进行换算），测定温度为 20℃。

旋光度测定一般应在溶液配制后 30 分钟内进行测定。旋光度的测定是在旋光计中进行的，测定前应采用标准石英旋光管对旋光计进行检定。测定时先将测定管用供试液体冲洗数次，再缓缓注入供试液体适量（注意勿使发生气泡），置于旋光计内检测读数。若偏振光向右旋转者（顺时针方向）为右旋，以"+"符号表示；若偏振光向左旋转者（反时针方向）为左旋，以"-"符号表示。用同法读取旋光度 3 次，取 3 次的平均数，即得供试品的旋光度。为保证测定结果的准确度，每次测定前应以溶剂作空白校正。

旋光性物质的旋光度不仅与其化学结构有关，而且和测定时溶液的浓度、液层的厚度以及测定时的温度有关。浓度越大，液层越厚，则偏振的旋转角度也越大，旋光度（α）是和浓度（c）、液层厚度（l）以及该物质的比旋度（$[\alpha]$）三者成正比：

$$\alpha = [\alpha] \times c \times l$$

如果测量时温度为 25℃，所用光源为钠光 D 线，$l = 1$dm，物质浓度以 c（g/ml）表示则：

$$[\alpha]_D^{25} = \frac{\alpha}{c \times l}$$

若物质浓度用百分浓度（g/100ml）表示，则以 $\frac{c}{100}$ 代入：

$$[\alpha]_D^{25} = \frac{\alpha \times 100}{c \times l}$$

也即：

$$c = \frac{\alpha \times 100}{[\alpha]_D^{25} \times l} \quad （l \text{ 以 dm 为单位}）$$

如果已知被测物质的比旋度，根据测量观察所得旋光度数，由上式可计算出被测物质的百分浓度。

2. 实验试剂的配制

（1）硫代硫酸钠滴定液（0.1mol/L）

【配制】取硫代硫酸钠 26g 与无水碳酸钠 0.20g，加新沸过的冷水适量使溶解成 1000ml，摇匀，放置 1 个月后滤过。

【标定】取在120℃干燥至恒重的基准重铬酸钾0.15g，精密称定，置碘瓶中，加水50ml使溶解，加碘化钾2.0g，轻轻振摇使溶解，加稀硫酸40ml，摇匀，密塞；在暗处放置10分钟后，加水250ml稀释，用本液滴定至近终点时，加淀粉指示液3ml，继续滴定至蓝色消失而显亮绿色，并将滴定的结果用空白试验校正。每1ml硫代硫酸钠滴定液（0.1mol/L）相当于4.903mg的重铬酸钾。根据本液的消耗量与重铬酸钾的取用量，算出本液的浓度，即得。

（2）碘滴定液（0.05mol/L）

【配制】取碘13.0g，加碘化钾36g与水50ml溶解后，加盐酸3滴与水适量使成1000ml，摇匀，用垂熔玻璃滤器滤过。

【标定】取在105℃干燥至恒重的基准三氧化二砷约0.15g，精密称定，加氢氧化钠滴定液（1mol/L）10ml，微热使溶解，加水20ml与甲基橙指示液1滴，加硫酸滴定液（0.5mol/L）适量使黄色转变为粉红色，再加碳酸氢钠2g，水50ml与淀粉指示液2ml，用本液滴定至溶液显浅蓝紫色。每1ml碘滴定液（0.05mol/L）相当于4.946mg的三氧化二砷。根据本液的消耗量与三氧化二砷的取用量，算出本液的浓度，即得。

【贮藏】置玻璃塞的棕色玻瓶中，密闭，在凉处保存。

（3）2mol/L氢氧化钠溶液　取氢氧化钠液适量，加水振摇使溶解成饱和溶液，冷却后，置聚乙烯塑料瓶中，静置数日，澄清后备用。取澄清的氢氧化钠饱和溶液112ml，加新沸过的冷水使成1000ml，摇匀。

（4）1mol/L盐酸溶液　取盐酸90ml，加水适量使成1000ml，摇匀。

（5）氨试液　取浓氨溶液400ml，加水使成1000ml.即得。

实验二　苯巴比妥及苯巴比妥片的含量测定

一、实验目的

1. 掌握银量法测定苯巴比妥的原理和方法。
2. 掌握高效液相色谱法测定苯巴比妥片的操作条件及要点。
3. 了解高效液相色谱仪的结构及正确使用。

二、实验原理

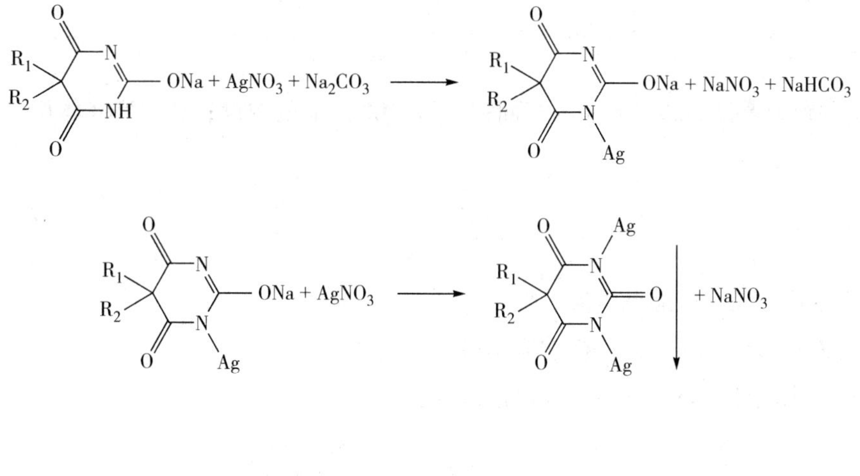

巴比妥类药物分子结构中含有酰亚胺基团，在碳酸钠溶液中，生成钠盐而溶解，再与硝酸银溶液反应，首先生成可溶性的一银盐，加入过量的硝酸银溶液，则生成难溶性的二银盐白色沉淀。此反应可用于本类药物的鉴别和含量测定。

苯巴比妥片的规格有四种，分别为15mg/片、30mg/片、50mg/片和100mg/片，含苯巴比妥应为标示量的93.0%～107.0%。

苯巴比妥具有苯环结构，在紫外区有特征吸收，所以可用反相高效液相色谱法对苯巴比妥片进行分离，并在220nm进行检测，乙腈-水作流动相，外标法定量测定。

三、仪器与试药

高效液相色谱仪，苯巴比妥，苯巴比妥片（市售），苯巴比妥对照品，色谱纯乙腈，甲醇，碳酸钠，硝酸银。

四、实验步骤

1. 苯巴比妥的含量测定 取本品约0.2g，精密称定，加甲醇40ml使溶解，再加3%无水碳酸钠溶液15ml，照电位滴定法，用硝酸银滴定液（0.1mol/L）滴定。每1ml硝酸银滴定液（0.1mol/L）相当于23.22mg的$C_{12}H_{12}N_2O_3$。

$$含量\% = \frac{T \times F \times V}{W} \times 100\%$$

式中，V为供试品消耗滴定液的体积（ml）；W为供试品的质量（g或mg）；$F = \dfrac{实际浓度}{规定浓度}$；T为滴定度。

2. 苯巴比妥片的含量测定 照高效液相色谱法测定。

色谱条件与系统适用性试验 用辛烷基硅烷键合硅胶为填充剂；以乙腈-水（30∶70）为流动相；检测波长为220nm。理论板数按苯巴比妥峰计算不低于2000，苯巴比妥与相邻色谱峰的分离度应符合要求。

测定法 取本品20片，精密称定，研细，精密称取适量（约相当于苯巴比妥30mg），置50ml量瓶中，加流动相适量，超声处理20分钟使苯巴比妥溶解，放冷，用流动相稀释至刻度，摇匀，滤过，精密量取续滤液1ml，置10ml量瓶中，用流动相稀释至刻度，摇匀，精密量取10μl，注入液相色谱仪，记录色谱图。另取苯巴比妥对照品。精密称定，加流动相溶解并定量稀释制成每1ml中约含苯巴比妥60μg的溶液，同法测定。按外标法以峰面积计算，即得。

$$标示量\% = \frac{c_R \times \dfrac{A_X}{A_R} \times D \times \overline{W}}{W \times 标示量} \times 100\%$$

式中，A_X和A_R分别为供试品和对照品的峰面积；c_R为对照品的浓度；D为稀释体积；W为称样量；$\overline{W}$为平均片重。

五、注意事项

1. 银量法中使用的无水碳酸钠溶液需临用新制。
2. 供试品溶液与对照品溶液在进样前应用微孔滤膜过滤。
3. 在实验过程中应严格防止气泡进入色谱系统。

4. 色谱分析完成后，必须马上使用适当的溶剂清洗柱子，如甲醇等，避免过夜，以保证色谱柱的使用寿命。

六、思考题

1. 外标法定量的原理、方法及特点是什么？
2. 通过本实验讨论片剂分析的特点。

七、附注

1. 高效液相色谱法

（1）对仪器的一般要求和色谱条件　高效液相色谱仪由高压输液泵、进样器、色谱柱、检测器、积分仪或数据处理系统组成。

①色谱柱　反相色谱柱：以键合非极性基团的载体为填充剂填充而成的色谱柱。常见的载体有硅胶、聚合物复合硅胶和聚合物等；常用的填充剂有十八烷基硅烷键合硅胶、辛基硅烷键合硅胶和苯基键合硅胶等。色谱柱的内径与长度，填充剂的形状、粒径与粒径分布、孔径、表面积、键合基团的表面覆盖度、载体表面基团残留量，填充的致密与均匀程度等均影响色谱柱的性能，应根据被分离物质的性质来选择合适的色谱柱。温度会影响分离效果，品种正文中未指明色谱柱温度时系指室温，应注意室温变化的影响。为改善分离效果可适当提高色谱柱的温度，但不宜超过60℃。

②检测器　最常用的检测器为紫外-可见分光检测器，包括二极管阵列检测器，其他常见的检测器有荧光检测器、蒸发光散射检测器、示差折光检测器、电化学检测器和质谱检测器等。

③流动相　反相色谱系统的流动相常用甲醇-水系统和乙腈-水系统，用紫外末端波长检测时，宜选用乙腈-水系统。流动相中应尽可能减少缓冲盐的用量，如需用时，应尽可能使用低浓度缓冲盐。用十八烷基硅烷键合硅胶色谱柱时，流动相中有机溶剂应不低于5%，否则十八烷基链的随机卷曲将导致柱效下降、色谱系统不稳定。

品种正文项下规定的条件除填充剂种类、流动相组分、检测器类型不得改变外，其余如色谱柱内径与长度、填充剂粒径、流动相流速、流动相组分比例、柱温、进样量、检测器灵敏度等，均可适当改变，以达到系统适用性试验的要求。调整流动相组分比例时，当小比例组分的百分比例 X 小于等于33%时，允许改变范围为 $0.7X-1.3X$；当 X 大于33%时，允许改变范围为 $X-10\sim X+10$。

（2）系统适用性试验　色谱系统的适用性试验通常包括理论板数、分离度、灵敏度、拖尾因子和重复性等五个参数。

按各品种正文项下要求对色谱系统进行适用性试验，即用规定的对照品溶液或系统适用性试验溶液在规定的色谱系统进行试验，必要时，可对色谱系统进行适当调整，以符合要求。

①色谱柱的理论板数（n）　用于评价色谱柱的分离效能。由于不同物质在同一色谱柱上的色谱行为不同，采用理论板数作为衡量色谱柱效能的指标时，应指明测定物质，一般为待测物质或内标物质的理论板数。

在规定的色谱条件下，注入供试品溶液或各品种项下规定的内标物质溶液，记录色谱图，量出供试品主成分色谱峰或内标物质色谱峰的保留时间 t_R 和峰宽（W）或半高峰宽（$W_{h/2}$），按 $n=16(t_R/W)^2$ 或 $n=5.54(t_R/W_{h/2})^2$ 计算色谱柱的理论板数。t_R、W、$W_{h/2}$ 可用时间或长度计（下同），但应取相同单位。

②分离度（R）　用于评价待测物质与被分离物质之间的分离程度，是衡量色谱系统分离效能的关

键指标。可以通过测定待测物质与已知杂质的分离度，也可以通过测定待测物质与某一指标性成分（内标物质或其他难分离物质）的分离度，或将供试品或对照品用适当的方法降解，通过测定待测物质与某一降解产物的分离度，对色谱系统分离效能进行评价与调整。

无论是定性鉴别还是定量测定，均要求待测物质色谱峰与内标物质色谱峰或特定的杂质对照色谱峰及其他色谱峰之间有较好的分离度。除另有规定外，待测物质色谱峰与相邻色谱峰之间的分离度应大于1.5。分离度的计算公式为：

$$R = \frac{2 \times (t_{R_2} - t_{R_1})}{W_1 + W_2} \quad 或 \quad R = \frac{2 \times (t_{R_2} - t_{R_1})}{1.70 \times (W_{1,h/2} + W_{2,h/2})}$$

式中，t_{R_2}为相邻两色谱峰中后一峰的保留时间；t_{R_1}为相邻两色谱峰中前一峰的保留时间；W_1、W_2及$W_{1,h/2}$、$W_{2,h/2}$分别为此相邻两色谱峰的峰宽及半高峰宽（图3-1）。

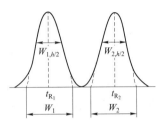

图3-1 分离度计算示意

当对测定结果有异议时，色谱柱的理论板数（n）和分离度（R）均以峰宽（W）的计算结果为准。

③灵敏度 用于评价色谱系统检测微量物质的能力，通常以信噪比（S/N）来表示。通过测定一系列不同浓度的供试品或对照品溶液来测定信噪比。定量测定时，信噪比应不小于10；定性测定时，信噪比应不小于3。系统适用性试验中可以设置灵敏度实验溶液来评价色谱系统的检测能力。

④拖尾因子（T） 用于评价色谱峰的对称性。拖尾因子计算公式为：

$$T = W_{0.05h}/2d_1$$

式中，$W_{0.05h}$为5%峰高处的峰宽；d_1为峰顶在5%峰高处横坐标平行线的投影点至峰前沿与此平行线交点的距离（图3-2）。

以峰高作定量参数时，除另有规定外，T值应在0.95~1.05之间。

以峰面积作定量参数时，一般的峰拖尾或前伸不会影响峰面积积分，但严重拖尾会影响基线和色谱峰起止的判断和峰面积积分的准确性，此时应在品种正文项下对拖尾因子作出规定。

⑤重复性 用于评价色谱系统连续进样时响应值的重复性能。采用外标法时，通常取各品种项下的对照品溶液，连续进样5次，除另有规定外，其峰面积测量值的相对标准偏差应不大于2.0%；采用内标法时，通常配制相当于80%、100%和120%的对照品溶液，加入规定量的内标

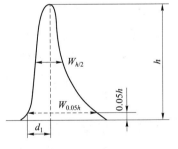

图3-2 拖尾因子计算示意

溶液，配成3种不同浓度的溶液，分别至少进样2次，计算平均校正因子，其相对标准偏差应不大于2.0%。

（3）测定法

外标法 按各品种项下的规定，精密称（量）取对照品和供试品，配制成溶液，分别精密取一定量，进样，记录色谱图，测量对照品溶液和供试品溶液中待测物质的峰面积（或峰高），按下式计算含量：

$$含量(c_X) = \frac{c_R \times A_X}{A_R}$$

式中，A_X为供试品的峰面积或峰高；c_X为供试品的浓度；A_R为对照品的峰面积或峰高；c_R为对照品的浓度。

由于微量注射器不易精确控制进样量，当采用外标法测定时，以手动进样器定量环或自动进样器进样为宜。

2. 实验试剂的配制

（1）3%的无水碳酸钠试液 取无水碳酸钠3g，加水使溶解成100ml，即得。

（2）硝酸银滴定液（0.1mol/L）

【配制】取硝酸银17.5g，加水适量使溶解成1000ml，摇匀。

【标定】取在110℃干燥至恒重的基准氯化钠约0.2g，精密称定，加水50ml使溶解，再加糊精溶液（1→50）5ml，碳酸钙0.1g与荧光黄指示液8滴，用本液滴定至浑浊液由黄绿色变为微红色。每1ml硝酸银滴定液（0.1mol/L）相当于5.844mg的氯化钠。根据本液的消耗量与氯化钠的取用量，算出本液的浓度，即得。

【贮藏】置玻璃塞的棕色玻瓶中，密闭保存。

实验三 硫酸阿托品原料药及片剂的含量测定

一、实验目的

1. 掌握非水溶液滴定法的原理与方法。
2. 掌握酸性染料比色法的原理与方法。

二、实验原理

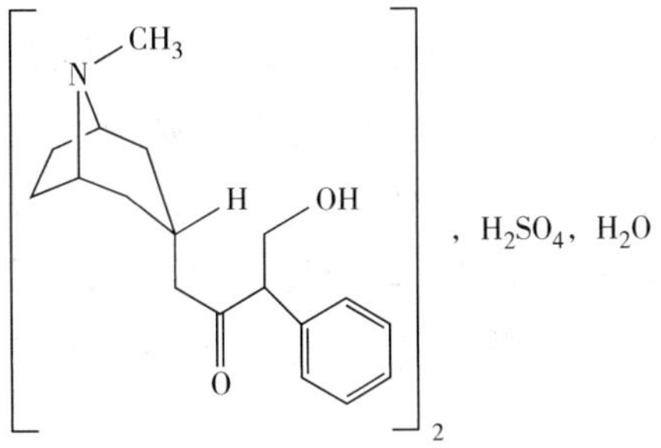

$(C_{17}H_{23}NO_3)_2 \cdot H_2SO_4 \cdot H_2O$ 649.84

硫酸阿托品为无色结晶或白色结晶性粉末；无臭；在水中极易溶解，在乙醇中易溶。本品原料药按干燥品计算，含$(C_{17}H_{23}NO_3)_2 \cdot H_2SO_4$不得少于98.5%。硫酸阿托品片规格为每片0.3mg，含硫酸阿托品$[(C_{17}H_{23}NO_3)_2 \cdot H_2SO_4 \cdot H_2O]$应为标示量的90.0%~110.0%。

硫酸阿托品原料药采用非水溶液滴定法进行含量测定。硫酸阿托品在水溶液中碱性较弱，不能用酸滴定液进行直接滴定，而在酸性非水介质（冰醋酸、醋酐）中，其碱性显著增强，可用高氯酸标准滴定液滴定，即可计算出硫酸阿托品的百分含量。滴定反应式为：

$$(BH^+)_2 \cdot SO_4 + HClO_4 \Longrightarrow (BH^+) \cdot ClO_4^- + (BH^+) \cdot HSO_4^-$$

式中，B表示阿托品（$C_{17}H_{23}NO_3$）。硫酸在冰醋酸溶剂中只能解离为HSO_4^-，不再发生二级电离，所以在冰醋酸中滴定硫酸阿托品只能滴定至硫酸氢盐。

硫酸阿托品片采用酸性染料比色法进行含量测定。在一定pH水溶液中，硫酸阿托品能与氢离子结合成阳离子（BH^+），而酸性染料溴甲酚绿可在同一 pH 条件下解离成阴离子（In^-）。此时阳离子和染料阴离子可以定量结合成黄色的有机配合物，即离子对（$BH^+ \cdot In^-$），此离子对可以定量地被三氯甲烷萃取，并在 420nm 波长处测定其吸光度，与对照品比较，即可计算出硫酸阿托品片的标示量百分含量。

三、仪器与试药

酸式滴定管，分液漏斗，紫外分光光度计；硫酸阿托品原料药，硫酸阿托品片（市售），硫酸阿托品对照品，冰醋酸，醋酐，结晶紫指示液，高氯酸滴定液(0.1mol/L)，三氯甲烷，溴甲酚绿，邻苯二甲酸氢钾，氢氧化钠。

四、实验步骤

1. 硫酸阿托品原料药的含量测定　取本品约 0.5g，精密称定，加冰醋酸和醋酐各 10ml 溶解后，加结晶紫指示液 1~2 滴，用高氯酸滴定液（0.1mol/L）滴定至溶液显纯蓝色，并将滴定的结果用空白试验校正。每 1ml 高氯酸滴定液（0.1mol/L）相当于 67.68mg 的 $(C_{17}H_{23}NO_3)_2 \cdot H_2SO_4$。

$$含量\% = \frac{T \times F \times V}{W} \times 100\%$$

式中，V 为供试品消耗滴定液的体积（ml）；W 为供试品的质量（g 或 mg）；$F = \dfrac{实际浓度}{规定浓度}$；T 为滴定度。

2. 硫酸阿托品片的含量测定　取本品 20 片，精密称定，研细，精密称取适量（约相当于硫酸阿托品 2.5mg），置 50ml 量瓶中，加水振摇使硫酸阿托品溶解并稀释至刻度，滤过，取续滤液，作为供试品溶液。另取硫酸阿托品对照品约 25mg，精密称定，置 25ml 量瓶中，加水溶解并稀释至刻度，摇匀，精密量取 5ml，置 100ml 量瓶中，加水稀释至刻度，摇匀，作为对照品溶液。

精密量取供试品溶液和对照品溶液各 2ml，分别置预先精密加入三氯甲烷 10ml 的分液漏斗中，各加溴甲酚绿溶液（取溴甲酚绿 50mg 与邻苯二甲酸氢钾 1.021g，加 0.2mol/L 氢氧化钠溶液 6.0ml 使溶解，再用水稀释至 100ml，摇匀，必要时滤过）2.0ml，振摇提取 2 分钟后，静置使分层，分取澄清的三氯甲烷液，在 420nm 的波长处分别测定吸光度，计算，并将结果乘以 1.027，即得。测定结果的计算公式如下：

$$标示量\% = \frac{c_R \times \dfrac{A_x}{A_R} \times D \times \overline{W} \times 1.027}{W \times 标示量} \times 100\%$$

式中，A_x 和 A_R 分别为供试品和对照品的吸光度；c_R 为对照品的浓度；D 为稀释体积；W 为称样量；$\overline{W}$ 为平均片重；1.027 为分子量换算因数。

五、注意事项

1. 非水溶液滴定法中所用的玻璃仪器均需预先洗净并烘干。

2. 非水溶液滴定法应注意滴定时的温度，若滴定样品与标定高氯酸滴定液时的温度差别超过 10℃，应重新标定；若未超过 10℃，高氯酸滴定液的温度可按公式进行校正（见附注）。

3. 酸性染料比色法中供试品与对照品应平行操作，尤其在萃取过程中，振摇的方法、次数、速度及力度等均应一致。

4. 酸性染料比色法中分液漏斗必须洗净干燥，不得含水，微量的水会使三氯甲烷发生浑浊，影响比色。同时分液漏斗还应使用甘油淀粉做润滑剂，不能用凡士林，否则三氯甲烷有可能溶解凡士林，造成漏液。

5. 酸性染料比色法分取三氯甲烷层时应"斩头去尾"，弃去少量初滤液，所取的三氯甲烷层续滤液必须澄清透明，不得混有水珠。

6. 酸性染料比色法中的 1.027 为含 1 分子结晶水硫酸阿托品样品与无水硫酸阿托品对照品的分子量换算因数。

$$\frac{(C_{17}H_{23}NO_3)_2 \cdot H_2SO_4 \cdot H_2O \text{ 的相对分子量}}{(C_{17}H_{23}NO_3)_2 \cdot H_2SO_4 \text{ 的相对分子量}} = \frac{694.84}{676.84} = 1.027$$

六、思考题

1. 为什么硫酸阿托品原料药的含量测定选用非水溶液滴定法，而硫酸阿托品片的含量测定则选用酸性染料比色法？

2. 影响酸性染料比色法的主要因素有哪些？最重要的条件是什么？

七、附注

1. 非水溶液滴定法　本法是在非水溶剂中进行滴定的方法。主要用来测定有机碱及其氢卤酸盐、磷酸盐、硫酸盐或有机酸盐，以及有机酸碱金属盐类药物的含量。也可用于测定某些有机弱酸的含量。

非水溶剂的种类如下。

酸性溶剂：有机弱碱在酸性溶剂中可显著地增强其相对碱度，最常用的酸性溶剂为冰醋酸。

碱性溶剂：有机弱酸在碱性溶剂中可显著地增强其相对酸度，最常用的碱性溶剂为二甲基甲酰胺。

两性溶剂：兼有酸、碱两种性能，最常用的为甲醇。

惰性溶剂：这一类溶剂没有酸、碱性，如苯、三氯甲烷等。

（1）第一法　除另有规定外，精密称取供试品适量［约消耗高氯酸滴定液(0.1mol/L)］8ml，加冰醋酸 10~30ml 使溶解，加各品种项下规定的指示液 1~2 滴，用高氯酸滴定液（0.1mol/L）滴定。终点颜色应以电位滴定时的突跃点为准，并将滴定的结果用空白试验校正。

若滴定供试品与标定高氯酸滴定液时的温度差别超过 10℃，则应重新标定；若未超过 10℃，则可根据下式将高氯酸滴定液的浓度加以校正：

$$N_1 = \frac{N_0}{1 + 0.0011(t_1 - t_0)}$$

式中，0.0011 为冰醋酸的膨胀系数；t_0 为标定高氯酸滴定液时的温度；t_1 为滴定供试品时的温度；N_0 为 t_0 时高氯酸滴定液的浓度；N_1 为 t_1 时高氯酸滴定液的浓度。

供试品如为氢卤酸盐，除另有规定外，应在加入醋酸汞试液 3~5ml 后，再进行滴定；供试品如为磷酸盐，可以直接滴定；硫酸盐也可直接滴定，但滴定至其成硫酸氢盐为止；供试品如为硝酸盐时，因硝酸可使指示剂褪色，终点极难观察，遇此情况应以电位滴定法指示终点为宜。

电位滴定时用玻璃电极为指示电极，饱和甘汞电极（玻璃套管内装氯化钾的饱和无水甲醇溶液）为参比电极。

（2）第二法　除另有规定外，精密称取供试品适量［约消耗碱滴定液（0.1mol/L）8ml］，加各品种项下规定的溶剂使溶解，再加规定的指示液 1~2 滴，用规定的碱滴定液（0.1mol/L）滴定，终点颜色应以电位滴定时的突跃点为准，并将滴定的结果用空白试验校正。

在滴定过程中，应注意防止溶剂和碱滴定液吸收大气中的二氧化碳和水蒸气，以及滴定液中溶剂的挥发。

电位滴定时所用的电极同第一法。

2. 实验试液配制

（1）高氯酸滴定液（0.1mol/L）　取无水冰醋酸（按含水量计算，每1g水加醋酐5.22ml）750ml，加入高氯酸（70%~72%）8.5ml，摇匀，在室温下缓缓滴加醋酐23ml，边加边摇，加完后再振摇均匀，放冷，加无水冰醋酸适量使成1000ml，摇匀，放置24小时。若所测供试品易乙酰化，则须用水分测定法测定本液的含水量，再用水和醋酐调节至本液的含水量为0.01%~0.2%。

（2）结晶紫指示液　取结晶紫0.5g，加冰醋酸100ml，即得。

实验四　维生素A软胶囊的含量测定

一、实验目的

1. 掌握维生素A的测定原理和方法。
2. 掌握计算维生素A含量测定吸光度和校正吸光度的选择依据。

二、实验原理

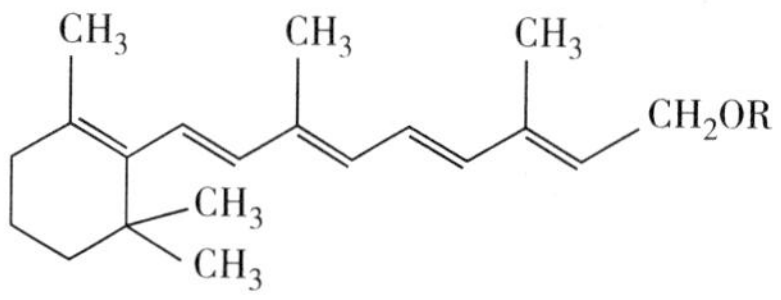

维生素A

天然维生素A的结构为具有一个共轭多烯醇侧链的环己烯，维生素A及其制剂中维生素A的含量，以单位表示，每单位相当于全反式维生素A醋酸酯0.344μg或全反式维生素A醇0.300μg。维生素A醋酸酯的环己烷溶液在328nm波长处有最大吸收，维生素A的异丙醇溶液在325nm波长处有最大吸收，可用于含量测定。

由于维生素A制剂中含稀释用油和其他杂质，采用紫外-可见分光光度法测得的吸光度不是维生素A独有的吸收。在规定的条件下，非维生素A物质的无关吸收所引入的误差，可以用校正公式校正，以便得到正确的结果。校正公式采用三点法，除其中一点是在吸收峰波长处测得外，其他两点分别在吸收峰两侧的波长处测定。

《中国药典》（2020年版）收载了紫外-可见分光光度法和高效液相色谱法两种方法测定维生素A的含量。维生素A、维生素A软胶囊采用紫外-可见分光光度法测定含量；维生素AD软胶囊、维生素AD滴剂采用高效液相色谱法测定含量。

三、仪器与试药

紫外-可见分光光度仪，石英吸收池，分析天平，量瓶，移液管，注射器，刀片，烧杯，环己烷，乙醚，异丙醇，维生素A软胶囊。

四、实验步骤

（一）方法一

1. 取维生素 A 软胶囊 20 粒，分别精密称定重量。用干燥的注射器抽出内容物，置烧杯中。用小刀切开囊壳，乙醚洗净囊壳，置通风处使溶剂自然挥尽，精密称定囊壳总重量，求出内容物的平均装量。

2. 称取约相当于半粒维生素 A 软胶囊平均装量的内容物，精密稳定，加环己烷溶解并定量稀释制成每 1ml 中含 9～15 单位的溶液。作为供试品溶液。

3. 以环己烷为空白，取供试品溶液在 300～360nm 波长范围内扫描，测定吸收峰波长，应该在 326～329nm 之间。如果吸收峰波长不在 326～329nm 之间，则按方法二测定。

4. 分别在 300nm、316nm、328nm、340nm、360nm 五个波长下测定吸光度，并计算各吸光度与波长 328nm 处吸光度的比值。

表 3-1　各波长测定处吸光度比值

波长（nm）	300	316	328	340	360
规定比值	0.555	0.907	1.000	0.811	0.299
测得吸光度					
吸光度比值（A_i/A_{328}）					
比值之差					

如果测得各波长吸光度比值不超过规定值的 ±0.02。则可用 328nm 处测得的吸光度计算 $E_{1cm}^{1\%}$。

$$E_{1cm}^{1\%}(328nm) = \frac{A_{328}}{c \times l} = \frac{A_{328}}{\dfrac{W}{D} \times 100 \times 1}$$

式中，A 为吸光度；W 为供试品质量（g）；V 为供试品溶液的体积（ml）；D 为供试品溶液的稀释体积（ml）；l 为吸收池厚度（1cm）。

如有一个或几个吸光度比值超过规定值的 ±0.02，应该计算校正后的吸光度：

$$A_{328}（校正）= 3.52（2A_{328} - A_{316} - A_{340}）$$

如果在 328nm 处的校正吸光度与未校正吸光度相差不超过 ±3.0%，则不用校正吸光度，仍以未经校正的吸光度计算 $E_{1cm}^{1\%}$。

如果校正吸光度与未校正吸光度相差在 -15% 至 -3% 的范围之间，则以校正的吸光度计算 $E_{1cm}^{1\%}$。

如果校正吸光度超出未校正的吸光度的 -15% 至 -3% 的范围，则供试品须按方法二测定。

5. 计算维生素 A 占标示量的百分含量：

$$标示量\% = \frac{E_{1cm}^{1\%}(328nm) \times 1900 \times \overline{W}}{标示量} \times 100\%$$

式中，$\overline{W}$ 为平均装量（克/粒），1900 为维生素 A 醋酸酯在环己烷溶剂中测定时的换算因子 [（IU/g）/$E_{1cm}^{1\%}$]。

本品每粒含维生素 A 应为标示量的 90.0%～120.0%。

（二）方法二

1. 精密称取方法一中的内容物适量（约相当于维生素 A 总量 500 单位以上，重量不多于 2g），置皂化瓶中，加乙醇 30ml 与 50% 氢氧化钾溶液 3ml，置水浴中煮沸回流 30 分钟，冷却后，自冷凝管顶端加水 10ml 冲洗冷凝管内部管壁。

2. 将皂化液移至分液漏斗中（分液漏斗活塞涂以甘油淀粉润滑剂），皂化瓶用水 60~100ml 分数次洗涤，洗液并入分液漏斗中，用不含过氧化物的乙醚振摇提取 4 次，每次振摇约 5 分钟，第一次 60ml，以后各次 40ml，合并乙醚液，用水洗涤数次，每次约 100ml，洗涤应缓缓旋动，避免乳化，直至水层遇酚酞指示液不再显红色，乙醚液用铺有脱脂棉与无水硫酸钠的滤器滤过，滤器用乙醚洗涤，洗液与乙醚液合并，置 250ml 量瓶中，用乙醚稀释至刻度，摇匀。

3. 精密量取适量，置蒸发皿内，微温挥去乙醚，迅速加异丙醇溶解并定量稀释制成每 1ml 中含维生素 A 9~15 单位的溶液，作为供试品溶液。

4. 照紫外-可见分光光度法，在 300nm、310nm、325nm 与 334nm 四个波长处测定吸光度，并测定吸收峰的波长。吸收峰的波长应在 323~327nm 之间，且 300nm 波长处的吸光度与 325nm 波长处的吸光度的比值应不超过 0.73，用下式计算校正吸光度：

$$A_{325}（校正） = 6.815 A_{325} - 2.555 A_{310} - 4.260 A_{334}$$

如果校正吸光度在未校正吸光度的 97%~103% 之间，则以未经校正的吸光度计算 $E_{1cm}^{1\%}$。

如果校正吸光度超出未校正吸光度的 97%~103%，则以校正吸光度计算 $E_{1cm}^{1\%}$。

5. 计算维生素 A 占标示量的百分含量：

$$标示量 \% = \frac{E_{1cm}^{1\%}(325nm) \times 1830 \times \overline{W}}{标示量} \times 100\%$$

式中，$\overline{W}$ 为平均装量（克/粒），1830 为维生素 A 在异丙醇溶剂中测定时的换算因子 $[(IU/g)/E_{1cm}^{1\%}]$。

如果吸光峰的波长不在 323~327nm 之间，或 300nm 波长处的吸光度与 325nm 波长处的吸光度的比值超过 0.73，则自上述皂化后的乙醚提取液 250ml 中，另精密量取适量（相当于维生素 A 300~400 单位），微温挥去乙醚至约剩 5ml，再在氮气流下吹干，立即精密加入甲醇 3ml，溶解后，采用维生素 D 测定法第二法项下的净化用色谱系统，精密量取溶解后溶液 500μl，注入液相色谱仪，分离并准确收集含有维生素 A 的流出液，在氮气流下吹干，而后照方法二 3. 自"迅速加异丙醇溶解"起，依法操作并计算含量。

五、注意事项

1. 维生素 A 不溶于水，本实验中使用的量瓶、移液管等仪器应该干燥。
2. 测定平均装量时，胶囊壳应该尽可能洗干净并避免囊壳损失。
3. 由于本法需在多个波长处对样品进行测定，要求仪器波长应准确，故在测定前，应对仪器波长进行校正。
4. 维生素 A 受光照遇空气均易变质，本实验应在半暗室中尽快进行。

六、思考题

1. 《中国药典》收载的维生素 A 软胶囊有 5000 单位和 2.5 万单位两种规格。试计算按方法一制备供试品溶液时两种规格的软胶囊的稀释倍数并设计稀释方案。
2. 可以采用哪些措施减少实验中产生的误差？

七、附注

1. 维生素 A 测定法第二法（高效液相色谱法） 本法适用于维生素 A 醋酸酯原料及其制剂中维生

素 A 的含量测定。

色谱条件与系统适用性试验　用硅胶为填充剂，以正己烷-异丙醇（997∶3）为流动相，检测波长为 325nm。取系统适用性试验溶液 10μl，注入液相色谱仪，维生素 A 醋酸酯主峰与其顺式异构体峰的分离度应大于 3.0。精密量取对照品溶液 10μl，注入液相色谱仪，连续进样 5 次，主成分峰面积的相对标准偏差不得过 3.0%。

系统适用性试验溶液的制备　取维生素 A 对照品适量（约相当于维生素 A 醋酸酯 300mg），置烧杯中，加入碘试液 0.2ml，混匀，放置约 10 分钟，定量转移至 200ml 量瓶中，用正己烷稀释至刻度，摇匀，精密量取 1ml，置 100ml 量瓶中，用正己烷稀释至刻度，摇匀。

测定法　精密称取供试品适量（约相当于 15mg 维生素 A 醋酸酯），置 100ml 量瓶中，用正己烷稀释至刻度，摇匀，精密量取 5ml，置 50ml 量瓶中，用正己烷稀释至刻度，摇匀，作为供试品溶液。另精密称取维生素 A 对照品适量（约相当于 15mg 维生素 A 醋酸酯），同法制成对照品溶液。精密量取供试品溶液与对照品溶液各 10μl，分别注入液相色谱仪，记录色谱图，按外标法以峰面积计算，含量应符合规定。

2. 实验试液配制

（1）甘油淀粉润滑剂　取甘油 22g，加入可溶性淀粉 9g，加热至 140℃，保持 30 分钟并不断搅拌，放冷，即得。

（2）不含过氧化物的乙醚　照麻醉乙醚项下的过氧化物检查，如不符合规定，可用 5% 硫代硫酸钠溶液振摇，静置，分取乙醚层，再用水振摇洗涤 1 次，重蒸，弃去首尾 5% 部分，馏出的乙醚再检查过氧化物，应符合规定。

实验五　维生素 C 注射液的含量测定

一、实验目的

1. 掌握直接碘量法测定维生素 C 含量的原理和操作。
2. 掌握滴定法测定注射剂含量的计算方法。

二、实验原理

维生素 C 在醋酸酸性条件下，可被碘定量氧化。根据消耗碘滴定液的体积即可计算维生素 C 的含量。反应式如下：

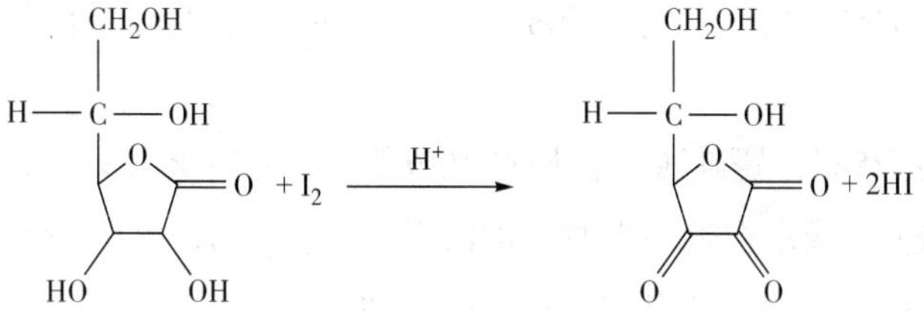

《中国药典》收载维生素 C 注射液的规格有：（1）1ml∶0.25g；（2）2ml∶0.1g；（3）2ml∶0.25g；（4）2ml∶0.5g；（5）2ml∶1g；（6）2.5ml∶1g；（7）5ml∶0.5g；（8）5ml∶1g；（9）10ml∶1g；（10）10ml∶2g；（11）20ml∶2g；（12）20ml∶2.5g。均要求"本品含维生素 C（$C_6H_8O_6$）应为标示量的 93.0%~107.0%"。

三、仪器与试药

移液管，酸式滴定管，量筒，锥形瓶，碘滴定液（0.05mol/L），丙酮，稀醋酸，淀粉指示液。

四、实验步骤

取维生素 C 注射液 5 支（标示装量大于 2ml 的取 3 支）混合均匀，精密量取本品适量（约相当于维生素 C 0.2g），加水 15ml 与丙酮 2ml，摇匀，放置 5 分钟，加稀醋酸 4ml 与淀粉指示液 1ml 用碘滴定液（0.05mol/L）滴定，至溶液显蓝色并持续 30 秒钟不褪。每 1ml 碘滴定液（0.05mol/L）相当于 8.806mg 的 $C_6H_8O_6$。

$$标示量(\%) = \frac{测得样品浓度(g/ml)}{标示浓度(g/ml)} \times 100\%$$

$$= \frac{T \times F \times V}{V_s \times 标示浓度} \times 100\%$$

式中，T 为滴定度（mg/ml）；F 为滴定液浓度校正因子；V 为样品消耗滴定液的体积；V_s 为量取供试品体积（ml）。

本品含维生素 C（$C_6H_8O_6$）应为标示量的 93.0%～107.0%。

五、注意事项

1. 操作中加入稀醋酸使滴定在酸性溶液中进行。因在酸性介质中维生素 C 受空气中氧的氧化速度减慢，操作时应该加快滴定速度。

2. 滴定时应当加入新沸过的冷水，目的是减少水中溶解的氧对测定的影响。

3. 加入丙酮的目的是消除维生素 C 注射剂中抗氧剂亚硫酸氢钠对测定的影响。

六、思考题

1. 为了排除实验条件对维生素 C 含量测定的影响，还可以采取哪些办法？

2. 测定维生素 C 注射液的含量还有哪些方法？

3. 本实验可以不用碘量瓶，为什么？

七、附注

1. 碘滴定液（0.05mol/L）

【配制】取碘 13.0g，加碘化钾 36g 与水 50ml 溶解后，加盐酸 3 滴与水适量使成 1000ml，摇匀，用垂熔玻璃滤器滤过。

【标定】精密量取本液 25ml，置碘瓶中，加水 100ml 与盐酸溶液（9→100）1ml，轻摇混匀，用硫代硫酸钠滴定液（0.1mol/L）滴定至近终点时，加淀粉指示液 2ml，继续滴定至蓝色消失。根据硫代硫酸钠滴定液（0.1mol/L）的消耗量，算出本液的浓度，即得。

【贮藏】置玻璃塞的棕色玻瓶中，密闭，在凉处保存。

2. 淀粉指示液 取可溶性淀粉 0.5g，加水 5ml 搅匀后，缓缓倾入 100ml 沸水中，随加随搅拌，继续煮沸 2 分钟，放冷，倾取上层清液，即得。本液应临用新制。

3. 稀醋酸 取冰醋酸 60ml，加水稀释至 1000ml，即得。

4. 硫代硫酸钠滴定液（0.1mol/L）

【配制】取硫代硫酸钠 26g 与无水碳酸钠 0.20g，加新沸过的冷水适量使溶解并稀释至 1000ml，摇匀，放置 1 个月后滤过。

【标定】取在 120℃ 干燥至恒重的基准重铬酸钾 0.15g，精密称定，置碘瓶中，加水 50ml 使溶解，加碘化钾 2.0g，轻轻振摇使溶解，加稀硫酸 40ml，摇匀，密塞；在暗处放置 10 分钟后，加水 250ml 稀释，用本液滴定至近终点时，加淀粉指示液 3ml，继续滴定至蓝色消失而显亮绿色，并将滴定的结果用空白试验校正。每 1ml 硫代硫酸钠滴定液（0.1mol/L）相当于 4.903mg 的重铬酸钾。根据本液的消耗量与重铬酸钾的取用量，算出本液的浓度，即得。室温在 25℃ 以上时，应将反应液及稀释用水降温至约 20℃。

实验六　盐酸普鲁卡因的含量测定

一、实验目的

1. 掌握亚硝酸钠法测定药物含量的方法。
2. 熟悉影响亚硝酸钠法测定的条件。

二、实验原理

分子结构中具有芳伯氨基或水解后具有芳伯氨基的药物，在酸性条件下可与亚硝酸钠反应，盐酸普鲁卡因有直接的芳伯氨基，可用亚硝酸钠测定法测定含量。

三、仪器与试药

分析天平，酸式滴定管，永停滴定仪，亚硝酸钠液（0.1mol/L），溴化钾，淀粉碘化钾指示液，盐酸，盐酸普鲁卡因。

四、实验步骤

取本品约 0.6g，精密称定，置烧杯中，在 15~25℃，加水 40ml 与盐酸溶液(1→2)15ml，搅拌使溶解，再加溴化钾 2g，将滴定管的尖端插入液面下约 2/3 处，用亚硝酸钠滴定液（0.1mol/L）迅速滴定，至近终点时，将滴定管的尖端提出液面，用少量水淋洗尖端，洗液并入溶液中，继续缓缓滴定，至用细玻棒蘸取溶液中少许划过涂有含碘化钾淀粉指示液的白瓷板上，即显蓝色条痕，停止 1 分钟，再蘸取溶液少许，划过一次，如仍显蓝色条痕，即为终点。每 1ml 亚硝酸钠液（0.1mol/L）相当于 27.28mg 的 $C_{13}H_{20}N_2O_2 \cdot HCl$。

另取一份用永停滴定法滴定，调节 R_1 使加于电极上的电压约为 50mV，操作过程如上述，至电流计指针突然偏转，并不再回复，即为滴定终点。

$$含量(\%) = \frac{T \times F \times V}{W} \times 100\%$$

式中，T 为滴定度（mg/ml）；F 为滴定液浓度校正因子；V 为样品消耗滴定液的体积；W 为供试品的质量（g 或 mg）。

五、注意事项

1. 一般情况下，重氮化滴定可在室温下快速滴定，反应温度过高，会使亚硝酸逸失和分解，故在滴定时的温度控制在25℃以下。

2. 滴定时将滴定管的尖端插入液面下约2/3处，以免亚硝酸逸失，直至近终点时，将滴定管的尖端提出液面。

六、思考题

1. 加溴化钾的目的是什么？
2. 酸度对重氮化反应的影响有哪些？

七、附注

亚硝酸钠滴定液（0.1mol/L）的配制

【配制】取亚硝酸钠7.2g，加无水碳酸钠（Na_2CO_3）0.10g，加水适量使溶解成1000ml，摇匀。

【标定】取在120℃干燥至恒重的基准对氨基苯磺酸约0.5g，精密称定，加水30ml与浓氨试液3ml，溶解后，加盐酸（1→2）20ml，搅拌，在30℃以下用本液迅速滴定；滴定时将滴定管尖端插入液面下约2/3处，随滴随搅拌；至近终点时，将滴定管尖端提出液面，用少量水洗涤尖端，洗液并入溶液中，继续缓缓滴定，用永停滴定法指示终点。每1ml亚硝酸钠滴定液（0.1mol/L）相当于17.32mg的对氨基苯磺酸。根据本液的消耗量与对氨基苯磺酸的取用量，算出本液的浓度，即得。

【贮藏】置玻璃塞的棕色玻瓶中，密闭保存。

实验七　头孢氨苄胶囊的含量测定

一、实验目的

1. 掌握高效液相色谱法测定头孢氨苄胶囊含量的方法。
2. 熟悉胶囊剂的质量分析方法。

二、实验原理

头孢氨苄为(6R,7R)-3-甲基-7[(R)-2-氨基-2-苯乙酰氨基]-8-氧代-5-硫杂-1-氮杂双环[4.2.0]辛-2-烯-2-甲酸-水合物，其化学结构式为：

$$C_{16}H_{17}N_3O_4S \cdot H_2O \quad 365.41$$

本品含头孢氨苄（$C_6H_{17}N_3O_4S$）应为标示量的 90.0% ~ 110.0%。

三、仪器与试药

高效液相色谱仪，色谱柱，分析天平，移液管，量瓶，头孢氨苄胶囊，头孢氨苄对照品，甲醇，醋酸钠，醋酸，蒸馏水。

四、实验步骤

1. 色谱条件与系统适用性试验　用十八烷基硅烷键合硅胶为填充剂；以水-甲醇-3.86% 醋酸钠溶液-4% 醋酸溶液（742∶240∶15∶3）为流动相；检测波长为 254nm；取供试品溶液适量，在 80℃ 水浴中加热 60 分钟，冷却，取 20μl 注入液相色谱仪，记录色谱图，头孢氨苄峰与相邻杂质峰的分离度应符合要求。

2. 供试品溶液的制备　取本品 10 粒，混合均匀，计算出平均装量，精密称取适量（约相当于头孢氨苄 0.1g），置 100ml 量瓶中，加流动相适量，充分振摇，使头孢氨苄溶解，再用流动相稀释至刻度，摇匀，滤过，精密量取续滤液 10ml，置 50ml 量瓶中，用流动相稀释至刻度，摇匀，即得。

3. 对照品溶液的制备　取头孢氨苄对照品适量，精密称定，加流动相定量稀释制成每 1ml 中约含 200μg 的溶液。

4. 测定法　分别精密吸取供试品溶液和对照品溶液各 20μl，注入液相色谱仪，记录色谱图，按外标法以峰面积计算含量。

$$标示量\% = \frac{A_x \times c_R \times D \times 10^{-3} \times \overline{W}}{A_R \times W \times 标示量(毫克/粒)} \times 100\%$$

式中，A_x 和 A_R 分别为供试品溶液和对照品溶液中头孢氨苄的峰面积；c_R 为对照品溶液的浓度（μg/ml）；W 为样品的取样量（g）；$\overline{W}$ 为平均粒重（克/粒）。

五、注意事项

1. 流动相使用之前，需用微孔滤膜滤过，还要进行脱气。
2. 供试品溶液和对照品溶液注入液相色谱仪之前需过微孔滤膜。

六、思考题

1. 高效液相色谱法对流动相的基本要求有哪些？
2. 试述高效液相色谱法的定性与定量分析方法有哪些？

实验八　醋酸泼尼松眼膏的含量测定

一、实验目的

1. 掌握比色法测定醋酸泼尼松眼膏含量的方法。
2. 熟悉四氮唑比色法的原理及使用方法。

二、实验原理

$C_{23}H_{28}O_6$ 400.47

四氮唑比色法是用于皮质激素药物含量测定的方法。皮质激素类药物的 $C_{17}-\alpha$ 醇酮基有还原性，在强碱性溶液中可以将四氮唑盐定量地还原成有色甲䐶（formazan），此显色反应可用于皮质激素类药物的含量测定。常用的四氮唑盐有两种，分别为氯化三苯四氮唑（TTC）和蓝四氮唑（BT）。

TTC   BT

三、仪器与试药

紫外分光光度仪，分析天平，恒温水浴锅，漏斗，移液管，量瓶，具塞试管，移液管，烧杯，醋酸氢化可的松软膏，醋酸氢化可的松对照品，氯化三苯四氮唑试液，氢氧化四甲基铵试液，无水乙醇。

四、实验步骤

1. 对照品溶液的制备　精密称取醋酸泼尼松对照品 25mg，置 100ml 量瓶中，加无水乙醇适量使溶解，并稀释至刻度，摇匀，即得。

2. 供试品溶液的制备　精密称取本品 5g（相当于醋酸泼尼松 25mg），置烧杯中，加无水乙醇约 30ml，在水浴上加热使溶解，再置冰水中冷却，滤过，滤液置 100ml 量瓶中；如此提取 3 次，滤液并入量瓶中，用无水乙醇稀释至刻度，摇匀，即得。

3. 测定法　精密量取对照品溶液与供试品溶液各 1ml，分别置干燥具塞试管中，各精密加无水乙醇 9ml 与氯化三苯四氮唑试液 2ml，摇匀，再各精密加氢氧化四甲基铵试液 2ml，摇匀，在 25℃ 的暗处放置 40~45 分钟，在 485nm 的波长处分别测定吸光度，计算，即得。

$$含量 = \frac{c_R \times \dfrac{A_x}{A_R} \times D}{W} \times 100\%$$

式中，A_x 和 A_R 分别为供试品和对照品溶液的吸光度；c_R 为对照品溶液的浓度（mg/ml）；D 为稀释体积（ml）；W 为取样量（mg）。

五、注意事项

1. 溶剂和水分的影响 含水量大时会使呈色速度减慢，但含水量不超过 5% 时，对结果几乎无影响，一般采用无水乙醇作为溶剂。醛具一定的还原性，会使吸光度增高，所以最好采用无醛乙醇作溶剂。

2. 碱的种类及加入顺序的影响 在各种碱性试剂中，采用氢氧化四甲基铵能得到满意结果，故最为常用。当皮质激素和氢氧化四甲基铵长时间（24 小时）接触后，皮质激素有部分分解。因此，以先加四氮唑盐溶液再加碱液为好。

3. 空气中氧及光线的影响 反应产物对光敏感，因此必须用避光容器并置暗处显色，同时在达到最大呈色时间后，立即测定吸光度。

4. 温度与时间的影响 呈色反应速度随温度增高而加快。一般在室温或 30℃ 恒温条件下显色，结果的重现性较好，《中国药典》的反应条件是在 25℃ 的暗处反应 40~45 分钟。

六、思考题

1. 试述四氮唑法测定皮质激素含量的原理。
2. 甾体激素药物的含量测定方法有哪些？

实验九　氧氟沙星及其片剂的含量测定

一、实验目的

1. 掌握高效液相色谱法测定含量的原理及方法。
2. 掌握氧氟沙星及其片剂的含量测定的操作条件及要点。

二、实验原理

氧氟沙星化学名为 (±)-9-氟-2,3-二氢-3-甲基-10-(4-甲基-1-哌嗪基)-7-氧代-7H-吡啶并 [1,2,3-de]-1,4-苯并噁嗪-6-羧酸。按干燥品计算，含 $C_{18}H_{20}FN_3O_4$ 不得少于 97.5%。氧氟沙星为白色至微黄色结晶性粉末，无臭、味苦，遇光渐变色。其结构式如下：

$C_{18}H_{20}FN_3O_4$　361.37

氧氟沙星片剂为类白色至微黄色片或薄膜衣片，除去包衣后显类白色至微黄色。本品含氧氟沙星应为标示量的 90.0%~110.0%。

本实验采用高效液相色谱法测定氧氟沙星及其片剂中氧氟沙星的含量。

三、仪器与试药

高效液相色谱仪，色谱柱，pH 计，分析天平，量瓶，移液管，氧氟沙星，氧氟沙星片，氧氟沙星对照品，环丙沙星对照品，杂质 E 对照品，醋酸铵高氯酸钠溶液，乙腈，0.1mol/L 盐酸溶液，醋酸铵，高氯酸钠，磷酸，蒸馏水。

四、实验步骤

1. 色谱条件与系统适用性试验 用十八烷基硅烷键合硅胶为填充剂；以醋酸铵高氯酸钠溶液（取醋酸铵 4.0g 和高氯酸钠 7.0g，加水 1300ml 使溶解，用磷酸调节 pH 至 2.2）−乙腈（85：15）为流动相；检测波长为 294nm。称取氧氟沙星对照品、环丙沙星对照品和杂质 E 对照品各适量，加 0.1mol/L 盐酸溶液溶解并稀释制成每 1ml 中约含氧氟沙星 0.12mg、环丙沙星和杂质 E 各 6μg 的混合溶液，取 10μl 注入液相色谱仪，记录色谱图，氧氟沙星峰的保留时间约为 15 分钟，氧氟沙星峰与杂质 E 峰和氧氟沙星峰与环丙沙星峰的分离度应分别大于 2.0 与 2.5。

2. 测定法

（1）氧氟沙星 取本品约 60mg 精密称定，置 50ml 量瓶中，加 0.1mol/L 盐酸溶液溶解并稀释至刻度，摇匀，精密量取 5ml 置 50ml 量瓶中，用 0.1mol/L 盐酸溶液稀释至刻度，摇匀，精密量取 10μl 注入液相色谱仪，记录色谱图；另取氧氟沙星对照品适量，同法测定，按外标法以峰面积计算，即得。

（2）氧氟沙星片 取本品 10 片，精密称定，研细，精密称取适量（约相当于氧氟沙星 0.12g），置 100ml 量瓶中，加 0.1mol/L 盐酸溶液溶解并稀释至刻度，摇匀，滤过，精密量取续滤液 5ml，置 50ml 量瓶中，用 0.1mol/L 盐酸溶液稀释至刻度，摇匀，作为供试品的溶液，照氧氟沙星项下的方法测定，即得。

$$\text{氧氟沙星：含量} = \frac{c_R \times \dfrac{A_x}{A_R} \times D}{W} \qquad \text{氧氟沙星片：标示量}\% = \frac{\dfrac{A_x}{A_R} \times c_R \times D \times \overline{W}}{W \times \text{标示量}} \times 100\%$$

式中，A_x 和 A_R 分别为供试品和对照品溶液的峰面积；C_R 为对照品溶液的浓度（mg/ml）；D 为稀释体积（ml）；W 为取样量（g）；$\overline{W}$ 为平均片重（g）。

五、注意事项

1. 色谱柱与进样器及其出口端与检测器之间应为无死体积连接，以免试样扩散影响分离。
2. 新柱或被污染柱用适当溶剂冲洗时，应将其出口端与检测器脱开，避免污染。

六、思考题

1. 高效液相色谱法对流动相的基本要求有哪些？
2. 试述高效液相色谱法的定性与定量分析方法有哪些？

实验十　气相色谱法测定维生素 E 的含量

一、实验目的

1. 掌握气相色谱内标法测定药物含量的方法与计算。

2. 熟悉气相色谱仪的工作原理和操作方法。

二、实验原理

维生素 E 的结构：

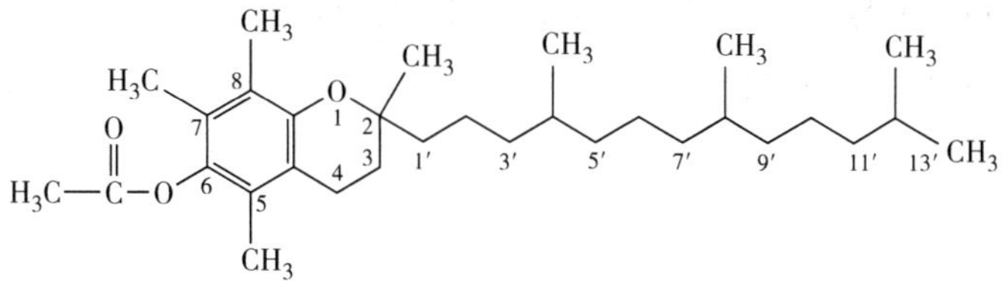

气相色谱法系采用气体为流动相（载气）流经装有填充剂的色谱柱进行分离测定的色谱方法。物质或其衍生物经气化后，被载气带入色谱柱进行分离，各组分先后进入检测器，用数据处理系统记录色谱信号。

维生素 E 的沸点虽高达 350℃，仍可不经衍生化直接用气相色谱法测定维生素 E 的含量，《中国药典》采用内标法。

即选择一个合适的化合物作内标物，然后将一定量的内标物加入到准确称取的样品中，再经气相色谱分析，根据样品重量和内标物重量及待测组分峰面积和内标物的峰面积，即可求出待测组分的含量。

三、仪器与试药

气相色谱仪，OV-17 色谱柱，分析天平，棕色容量瓶，移液管，维生素 E 供试品，维生素 E 对照品，正三十二烷，正己烷等。

四、实验步骤

1. 色谱条件与系统适用性试验 用硅酮（OV-17）为固定相，涂布浓度为 2% 的填充柱，或用 100% 二甲基聚硅氧烷为固定液的毛细管柱；柱温为 265℃；检测器为氢火焰离子化检测器；理论板数按维生素 E 峰计算应不低于 500（填充柱）或 5000（毛细管柱）；维生素 E 峰与内标物质峰的分离度应符合要求。

2. 校正因子测定 取正三十二烷适量，加正己烷溶解并稀释成每 1ml 中含 1.0mg 的溶液，摇匀，作为内标溶液。另取维生素 E 对照品约 20mg，精密称定，置棕色具塞锥形瓶中，精密加入内标溶液 10ml，密塞，振摇使溶解，取 1~3μl 注入气相色谱仪，计算校正因子。

3. 测定方法 取本品约 20mg，精密称定，置棕色具塞锥形瓶中，精密加内标溶液 10ml，密塞，振摇使溶解，取 1~3μl 注入气相色谱仪，测定，计算，即得。

4. 实验结果 根据实验所得数据，计算出结果，给出明确结论。

$$校正因子(f) = \frac{A_S/m_S}{A_R/m_R}$$

式中，A_S 为内标物质的峰面积或峰高；A_R 为对照品的峰面积或峰高；m_S 为加入内标物质的量（mg）；m_R 为加入对照品的量（mg）。

$$含量(m_x) = f \times \frac{A_x}{A_S/m_S}$$

式中，A_x 为供试品峰面积或峰高；m_x：供试品的量（mg）。

五、注意事项

1. 使用气相色谱仪应严格遵守操作规程。
2. 氢火焰离子化检测器的操作应严格按仪器说明书的要求进行。
3. 实验室及氢气瓶附近应杜绝火源。

六、思考题

1. 气相色谱法可分为几类？
2. 内标物选择的依据是什么？

七、附注

气相色谱法

气相色谱法系采用气体为流动相（载气）流经装有填充剂的色谱柱进行分离测定的色谱方法。物质或其衍生物气化后，被载气带入色谱柱进行分离，各组分先后进入检测器，用数据处理系统记录色谱信号。

1. 对仪器的一般要求　所用的仪器为气相色谱仪，由载气源、进样部分、色谱柱、柱温箱、检测器和数据处理系统等组成。进样部分、色谱柱和检测器的温度均应根据分析要求适当设定。

（1）载气源　气相色谱法的流动相为气体，称为载气，氦、氮和氢可用作载气，可由高压钢瓶或高纯度气体发生器提供，经过适当的减压装置，以一定的流速经过进样器和色谱柱；根据供试品的性质和检测器种类选择载气，除另有规定外，常用载气为氮气。

（2）进样部分　进样方式一般可采用溶液直接进样、自动进样或顶空进样。

溶液直接进样采用微量注射器、微量进样阀或有分流装置的气化室进样；采用溶液直接进样或自动进样时，进样口温度应高于柱温 30～50℃；进样量一般不超过数微升；柱径越细，进样量应越少，采用毛细管柱时，一般应分流以免过载。

顶空进样适用于固体和液体供试品中挥发性组分的分离和测定。将固态或液态的供试品制成供试液后，置于密闭小瓶中，在恒温控制的加热室中加热至供试品中挥发性组分在液态和气态达到平衡后，由进样器自动吸取一定体积的顶空气注入色谱柱中。

（3）色谱柱　色谱柱为填充柱或毛细管柱。填充柱的材质为不锈钢或玻璃，内径为 2～4mm，柱长为 2～4m，内装吸附剂、高分子多孔小球或涂渍固定液的载体，粒径为 0.18～0.25mm，0.15～0.18mm 或 0.125～0.15mm。常用载体为经酸洗并硅烷化处理的硅藻土或高分子多孔小球，常用固定液有甲基聚硅氧烷、聚乙二醇等。毛细管柱的材质为玻璃或石英，内壁或载体经涂渍或交联固定液，内径一般为 0.25mm、0.32mm 或 0.53mm，柱长 5～60m，固定液膜厚 0.1～5.0μm，常用的固定液有甲基聚硅氧烷、不同比例组成的苯基甲基聚硅氧烷、聚乙二醇等。

新填充柱和毛细管柱在使用前需老化处理，以除去残留溶剂及易流失的物质，色谱柱如长期未用，使用前应老化处理，使基线稳定。

（4）柱温箱　由于柱温箱温度的波动会影响色谱分析结果的重现性，因此柱温箱控温精度应在 ±1℃，且温度波动小于每小时 0.1℃。温度控制系统分为恒温和程序升温两种。

（5）检测器　适合气相色谱法的检测器有火焰离子化检测器（FID）、热导检测器（TCD）、氮磷检测器（NPD）、火焰光度检测器（FPD）、电子捕获检测器（ECD）、质谱检测器（MS）等。火焰离子化检测器对碳氢化合物响应良好，适合检测大多数的药物；氮磷检测器对含氮、磷元素的化合物灵敏度高；火焰光度检测器对含磷、硫元素的化合物灵敏度高；电子捕获检测器适于含卤素的化合物；质谱检测器还能给出供试品某个成分相应的结构信息，可用于结构确证。除另有规定外，一般用火焰离子化检测器，用氢气作为燃气，空气作为助燃气。在使用火焰离子化检测器时，检测器温度一般应高于柱温，并不得低于150℃，以免水汽凝结，通常为250~350℃。

（6）数据处理系统　可分为记录仪、积分仪以及计算机工作站等。

各品种项下规定的色谱条件，除检测器种类、固定液品种及特殊指定的色谱柱材料不得改变外，其余如色谱柱内径、长度、载体牌号、粒度、固定液涂布浓度、载气流速、柱温、进样量、检测器的灵敏度等，均可适当改变，以适应具体品种并符合系统适用性试验的要求。一般色谱图约于30分钟内记录完毕。

2. 系统适用性试验　除另有规定外，应照高效液相色谱法（《中国药典》通则0512）项下的规定。

3. 测定法　包括：①内标法；②外标法；③面积归一化法；④标准溶液加入法。

上述①~③法的具体内容均同高效液相色谱法（《中国药典》通则）项下相应的规定。

第四章　中药材及其制剂的质量分析

实验一　中药制剂的理化定性鉴别

一、实验目的

1. 掌握中药制剂理化定性鉴别方法的原理及操作注意事项。
2. 熟悉中药制剂理化定性鉴别的操作方法。

二、实验原理

利用物理的、化学的或物理化学的方法对制剂中所含的化学成分进行定性鉴别，从而判断制剂的真伪。常用的方法有化学反应法、色谱法和光谱法。

三、仪器与试药

1. 仪器　研钵，试管，薄层板，层析缸，超声仪，烘箱，紫外分光光度计，高效液相色谱仪，气相色谱仪等。

2. 试药

（1）1%香草醛硫酸溶液、碘化铋钾试液、1%三氯化铁乙醇溶液、1%氢氧化钠溶液、10%硫酸乙醇溶液、0.2%磷酸溶液、浓氨试液、稀盐酸、醋酸、盐酸、乙醚、甲醛、乙酸乙酯、甲醇、丁酮、甲酸、正丁醇、三氯甲烷、正己烷、环己烷、乙腈、乙醇、无水硫酸钠、羧甲基纤维素钠、硅胶 G、活性炭等。

（2）牛黄解毒片、马钱子散、龙牡壮骨颗粒、十香返生丸、少林风湿跌打膏、七叶神安片、木香槟榔丸。

（3）黄芪甲苷对照品、黄芩苷对照品、冰片对照品、薄荷脑对照品、水杨酸甲酯对照品、人参皂苷 Rb_1 对照品、人参皂苷 Rb_3 对照品。

四、实验步骤

（一）化学反应鉴别

1. 牛黄解毒片　牛黄解毒片中冰片的方法如下。

取本品 1 片，研细，进行微量升华，所得的白色升华物，加新配制的 1%香草醛硫酸溶液 1~2 滴，液滴边缘渐显玫瑰红色。

2. 马钱子散　马钱子散中马钱子（生物碱成分）的鉴别方法如下。

取本品 1g，加浓氨试液数滴及三氯甲烷 10ml，浸泡数小时，滤过，取滤液 1ml 蒸干，残渣加稀盐酸 1ml 使溶解，加碘化铋钾试液 1~2 滴，即生成黄棕色沉淀。

（二）薄层色谱鉴别

1. 牛黄解毒片 牛黄解毒片中黄芩苷的鉴别方法如下。

（1）供试品溶液制备 取本品 4 片，研细，加乙醚 30ml，超声处理 15 分钟，滤过，弃去乙醚，滤渣挥尽乙醚，加甲醛 30ml，超声处理 15 分钟，滤过，滤液蒸干，残渣加水 20ml，加热使溶解，滴加盐酸调节 pH 至 2~3，加乙酸乙酯 30ml 振摇提取，分取乙酸乙酯液，蒸干，残渣加甲醇 1ml 使溶解，作为供试品溶液。

（2）对照品溶液制备 取黄芩苷对照品，加甲醇制成每 1ml 含 1mg 的溶液，作为对照品溶液。

（3）点样与展开 吸取上述两种溶液各 5μl，分别点于同一以含 4% 醋酸钠的羧甲基纤维素钠溶液为黏合剂的硅胶 G 薄层板上，以乙酸乙酯-丁酮-甲酸-水（5：3：1：1）为展开剂，展开，取出，晾干，喷以 1% 三氯化铁乙醇溶液。

（4）结果判断 供试品色谱中，在与对照品色谱相应位置上，应显相同颜色的斑点。

2. 龙牡壮骨颗粒 龙牡壮骨颗粒中黄芪甲苷的鉴别方法如下。

（1）供试品溶液制备 取本品 30g，研细，加正丁醇 100ml，超声处理 1 小时，滤过，滤液用 1% 氢氧化钠溶液洗涤三次，每次 35ml，弃去碱液，继用正丁醇饱和的水洗至中性，弃去水液，正丁醇液置水浴上蒸干，残渣加甲醇 1ml 使溶解，作为供试品溶液。

（2）对照品溶液制备 取黄芪甲苷对照品，加甲醇制成每 1ml 含 1mg 的溶液，作为对照品溶液。

（3）点样与展开 吸取供试品溶液 10μl、对照品溶液 2μl，分别点于同一硅胶 G 薄层板上，以三氯甲烷-乙酸乙酯-甲醇-水（10：20：11：5）10℃以下放置的下层溶液为展开剂，展开，取出，晾干，喷以 10% 硫酸乙醇溶液，在 105℃ 加热约 5 分钟。

（4）结果判断 供试品色谱中，在与对照品色谱相应的位置上，应显相同的棕褐色斑点；置紫外光灯（365nm）下检视，应显相同的橙黄色荧光斑点。

（三）气相色谱鉴别

1. 十香返生丸 十香返生丸中冰片的鉴别方法如下。

（1）色谱条件 以苯基（50%）甲基硅酮（OV-17）为固定相，涂布浓度为 10%，柱长为 2m，柱温为 150℃。

（2）供试品溶液制备 取本品 12g，剪碎，照挥发油测定法试验，加正己烷 1ml 于挥发油测定器中，缓缓加热至沸，并保持微沸约 3 小时，放置 30 分钟后，取正己烷液，用适量无水硫酸钠脱水，上清液作为供试品溶液。

（3）对照品溶液制备 另取冰片对照品，加正己烷制成每 1ml 含 2.5mg 的溶液，作为对照品溶液。

（4）鉴别方法 分别取对照品溶液与供试品溶液适量，注入气相色谱仪。供试品色谱中应呈现与对照品色谱峰保留时间相同的色谱峰。

2. 少林风湿跌打膏 少林风湿跌打膏中薄荷脑、冰片和水杨酸甲酯的鉴别方法如下。

（1）色谱条件 以聚乙二醇 20000（PEG-20M）为固定液，涂布浓度为 10%，柱长为 2m，柱温为 130℃。

（2）供试品溶液的制备 取本品 10 片，研碎，置 250ml 平底烧瓶中，加水 150ml，照挥发油测定法试验，加乙酸乙酯 5ml，加热回流 40 分钟，分取乙酸乙酯液，用铺有无水硫酸钠的漏斗滤过，滤液作为供试品溶液。

（3）对照品溶液的制备 另取薄荷脑对照品、冰片对照品和水杨酸甲酯对照品，加乙醇制成每 1ml 各含 0.8mg 的溶液，作为对照品溶液。

（4）鉴别方法　分别吸取对照品溶液和供试品溶液适量，注入气相色谱仪。供试品色谱中应呈现与对照品色谱峰保留时间相同的色谱峰。

（四）高效液相色谱鉴别

七叶神安片中人参皂苷 Rb$_1$、人参皂苷 Rb$_3$ 的鉴别方法如下。

（1）色谱条件与系统适用性试验　以十八烷基硅烷键合硅胶为填充剂；以乙腈为流动相 A，以 0.2%磷酸溶液为流动相 B，按表 4-1 中的规定进行梯度洗脱；检测波长为 203nm。理论板数按人参皂苷 Rb$_3$ 峰计算应不低于 6000。

表 4-1　洗脱表

时间（分钟）	流动相 A（%）	流动相 B（%）
0~19	30→35	70→65
19~21	35→50	65→50
21~26	50	50

（2）供试品溶液的制备　本品 10 片，除去包衣，精密称定，研细，精密称取适量（约相当于含三七叶总皂苷 l00mg），置 100ml 具塞锥形瓶中，精密加入乙醇 20ml，密塞，称定重量，超声处理（功率 300W，频率 50 kHz）15 分钟，放冷，再称定重量，用乙醇补足减失的重量，摇匀，滤过，取续滤液，即得。

（3）对照品溶液的制备　取人参皂苷 Rb$_1$ 对照品、人参皂苷 Rb$_3$ 对照品，分别加乙醇制成每 1ml 含 0.5mg 的溶液，即得。

（4）鉴别方法　吸取上述两种对照品溶液及供试品溶液各 10μl，注入液相色谱仪，记录色谱图。供试品色谱中应呈现与对照品色谱峰保留时间相同的色谱峰。

（五）紫外分光光度法鉴别

木香槟榔丸的鉴别方法如下。

取本品粉末 4g，加水 10ml，水蒸气蒸馏，收集馏液约 100ml，照紫外-可见分光光度法测定，在 253nm 的波长处有最大吸收。

五、注意事项

1. 薄层色谱法鉴别中，铺板、点样过程要严格按规定操作。
2. 注意供试品溶液和对照品溶液的制备要符合要求。

六、思考题

1. 各方法的鉴别原理是什么？
2. 各方法的操作要点有哪些？

七、附注

实验试液配制方法如下。

（1）香草醛硫酸溶液　取香草醛 0.2g，加硫酸 10ml 使溶解，即得。

（2）碘化铋钾试液　取碱式硝酸铋 0.85g，加冰醋酸 10ml 与水 40ml 溶解后，加碘化钾溶液（4→10）20ml，摇匀，即得。

（3）1%三氯化铁乙醇溶液 取三氯化铁 1g，加乙醇使溶解成 100ml，即得。

（4）1%氢氧化钠溶液 取氢氧化钠 1g，加水使溶解成 100ml，即得。

（5）稀盐酸 取盐酸 234ml，加水稀释至 1000ml，即得。本液含 HCl 应为9.5%～10.5%。

（6）10%硫酸乙醇溶液 取 10ml 浓硫酸（98%）缓缓加入到 90ml 无水乙醇中。

实验二 薄层色谱扫描法测定香连片中盐酸小檗碱的含量

一、实验目的

1. 掌握薄层色谱扫描法测定香连片中盐酸小檗碱含量的方法。

2. 熟悉薄层色谱扫描法的原理及在中药制剂分析中的应用。

二、实验原理

薄层色谱扫描法系指用一定波长的光照射在薄层板上，对薄层色谱中可吸收紫外光或可见光的斑点，或经激发后能发射出荧光的斑点进行扫描，将扫描得到的图谱及积分数据用于鉴别、检查或含量测定。

薄层扫描定量测定应保证供试品斑点的量在线性范围内，必要时可适当调整供试品溶液的点样量，供试品与对照品同板点样、展开、扫描、测定和计算。

薄层色谱扫描用于含量测定时通常采用线性回归二点法计算，如线性范围很窄时，可用多点法校正多项式回归计算。

香连片含萸黄连和木香两味药，经提取，加辅料后做成糖衣片或薄膜衣片，除去包衣后显黄褐色，气微，味苦。通过测定盐酸小檗碱的含量来控制药物的内在质量。盐酸小檗碱的结构式为：

$C_{20}H_{18}ClNO_4 \cdot 2H_2O$ 407.85

三、仪器与试药

薄层色谱扫描仪，分析天平，索氏提取器，硅胶 G 薄层板，展开缸，香连片，盐酸小檗碱对照品，甲醇，盐酸，苯，乙酸乙酯，异丙醇，蒸馏水，浓氨试液。

四、实验步骤

1. 供试品溶液的制备 取本品 20 片，除去包衣，精密称定，研细，取适量（约相当于盐酸小檗碱 60mg），精密称定，置索氏提取器中，加盐酸-甲醇（1:100）的混合液适量，加热回流提取至提取液无色，将提取液移至 100ml 量瓶中，用少量盐酸-甲醇（1:100）的混合液洗涤容器，洗液并入同一量瓶中，加混合液至刻度，摇匀，精密量取 2ml，置 50ml 量瓶中，加甲醇至刻度，摇匀，即得。

2. 对照品溶液的制备 取盐酸小檗碱对照品适量，加甲醇制成每 1ml 含 20μg 溶液，即得。

3. 测定法 精密吸取供试品溶液 2μl、对照品溶液 2μl 与 6μl，分别交叉点于同一硅胶 G 薄层板上，以苯-乙酸乙酯-甲醇-异丙醇-水（4∶2∶1∶1∶0.2）为展开剂，在另槽中加入等体积的浓氨试液，预饱和 15 分钟后，展开，展距约 10cm，取出，晾干，照薄层色谱法进行荧光扫描，激发波长：λ＝366nm，测量供试品与对照品荧光强度的积分值，计算，即得。

$$c = F_1 A + F_2$$

式中，c 为组分的浓度；A 为测定组分的峰面积；F_1 为直线的斜率；F_2 为纵坐标的截距。

本品每片含黄连以盐酸小檗碱（$C_{20}H_{18}ClNO_4$）计，小片不得少于 7.0mg，大片不得少于 20mg。

五、注意事项

1. 在薄层板上点样时，点样基线距底边 10~15cm，点样时注意勿损伤薄层表面。

2. 将点好样的薄层板放入展开缸中，浸入展开剂的深度为距原点 5mm 为宜，密闭。一般上行展开 8~15cm。溶剂前沿达到规定的展距，取出薄层板，晾干，待检测。

3. 展开前如需要溶剂蒸气预平衡，可在展开缸中加入适量的展开剂，密闭，一般保持 15~30 分钟。

六、思考题

1. 试述薄层色谱扫描法用于药物有效成分含量测定的原理。

2. 试述薄层色谱法的原理及操作方法。

实验三　气相色谱法测定藿香正气水中的乙醇含量

一、实验目的

1. 掌握气相色谱法的原理及方法。

2. 掌握气相色谱法测定藿香正气水中乙醇含量的操作及方法。

二、实验原理

藿香正气水为酊剂，制备过程中所用溶剂为乙醇，由于制剂中含有乙醇量的高低对于制剂中有效成分的含量，所含杂质的类型和数量以及制剂的稳定性等都有影响，所以《中国药典》规定对该类制剂需做乙醇量检查。乙醇具有挥发性，故采用气相色谱法测定制剂中乙醇的含量。

三、仪器与试药

气相色谱仪，无水乙醇，正丙醇，藿香正气水。

四、实验步骤

1. 标准溶液的制备 精密量取恒温至 20℃的无水乙醇和正丙醇各 5ml，加水稀释成 100ml，混匀，即得。

2. 供试品溶液的制备 精密量取恒温至 20℃的藿香正气水 10ml 和正丙醇 5ml，加水稀释成 100ml，混匀，即得。

3. 测定法

校正因子的测定：取标准溶液 2μl，连续进样三次，记录对照品无水乙醇和内标物质正丙醇的峰面积，按下式计算校正因子：

$$f = \frac{A_S/c_S}{A_R/c_R}$$

式中，A_S 为内标物质正丙醇的峰面积；A_R 为对照品中无水乙醇的峰面积；c_S 为内标物质正丙醇的浓度；c_R 为对照品中无水乙醇的浓度。取三次计算的平均值作为结果。

供试品溶液的测定：取供试品溶液 2μl 连续进样三次，记录供试品中待测组分的乙醇和内标物质正丙醇的峰面积。按下式计算含量：

$$c_x = f \times \frac{A_x}{A_S'/c_S'}$$

式中，A_x 为供试品溶液中无水乙醇峰面积；c_x 供试品的浓度；f 为校正因子；A_S' 和 c_S' 分别为内标物质的峰面积和浓度。取三次计算的平均值作为结果。

五、注意事项

1. 含内标物质的供试品溶液的色谱图中，与内标物质峰相应的位置处不得出现杂质峰。

2. 供试品溶液和标准溶液各连续进样三次所得的各校正因子和乙醇含量与其相应的平均值的相对偏差均不应大于 1.5%，否则应重新测定。

六、思考题

1. 为什么选用气相色谱法测定藿香正气水中乙醇含量？
2. 用气相色谱仪应注意哪些事项？

实验四　牛黄解毒片的含量测定

一、实验目的

1. 掌握高效液相色谱法的方法及原理。
2. 掌握牛黄解毒片含量测定的操作及要点。

二、实验原理

【处方】 人工牛黄　5g　　　雄黄　50g　　　石膏　200g
　　　　　大黄　　200g　　　甘草　50g　　　黄芩　150g
　　　　　桔梗　　100g　　　冰片　25g

【制法】 以上八味，雄黄水飞成极细粉；大黄粉碎成细粉；人工牛黄、冰片研细；其余黄芩等四味加水煎煮二次，每次 2 小时，合并煎液，滤过，滤液浓缩成稠膏，加入大黄、雄黄粉末，制成颗粒，干燥，再加入人工牛黄、冰片粉末，混匀，压制成 1000 片（大片）或 1500 片（小片），或包糖衣或薄膜衣，即得。

本品为素片、糖衣片或薄膜衣片，素片或包衣片除去包衣后显棕黄色；有冰片香气，味微苦、辛。

通过高效液相色谱法测定牛黄解毒片中黄芩苷的含量，以控制产品的质量。本品每片含黄芩以黄芩苷（$C_{21}H_{18}O_{11}$）计，小片不得少于 3.0mg；大片不得少于 4.5mg。

三、仪器与试药

高效液相色谱仪，色谱柱，分析天平，超声波清洗器，漏斗，量瓶，锥形瓶，牛黄解毒片，黄芩苷对照品，甲醇，乙醇，磷酸，蒸馏水，70% 乙醇。

四、实验步骤

1. 色谱条件与系统适用性试验 用十八烷基硅烷键合硅胶为填充剂；甲醇-水-磷酸（45∶55∶0.2）为流动相；检测波长为 315nm。理论板数按黄芩苷峰计算应不低于 3000。

2. 对照品溶液的制备 取黄芩苷对照品适量，精密称定，加甲醇制成每 1ml 中含 30μg 的溶液，即得。

3. 供试品溶液的制备 取本品 20 片（包衣片除去包衣），精密称定，研细，取 0.6g，精密称定，置锥形瓶中，加 70% 乙醇 30ml，超声处理（功率 250W，频率 33kHz）20 分钟，放冷，滤过，滤液置 100ml 量瓶中，用少量 70% 乙醇分次洗涤容器和残渣，洗液滤入同一量瓶中，加 70% 乙醇至刻度，摇匀，精密量取 2ml，置 10ml 量瓶中，加 70% 乙醇至刻度，摇匀，即得。

4. 测定法 分别精密吸取对照品溶液 5μl 与供试品溶液 10μl，注入液相色谱仪测定，即得。

$$含量(\%) = \frac{c_R \times \dfrac{A_x}{A_R} \times D}{W} \times 100\%$$

式中，c_R 为对照品溶液的浓度（μg/ml）；A_x 和 A_R 分别为供试品和对照品溶液的峰面积；D 为稀释体积；W 为取样量（g）。

本品每片含黄芩以黄芩苷（$C_{21}H_{18}O_{11}$）计，小片不得少于 3.0mg；大片不得少于 4.5mg。

五、注意事项

1. 色谱柱与进样器及其出口端与检测器之间应为无死体积连接，以免试样扩散影响分离。

2. 新柱或被污染柱用适当溶剂冲洗时，应将其出口端与检测器脱开，避免污染。

六、思考题

1. 高效液相色谱法对流动相的基本要求有哪些？

2. 高效液相色谱法的定性与定量分析方法有哪些？

实验五　银黄注射液的含量测定

一、实验目的

1. 掌握高效液相色谱法的方法及原理。

2. 掌握银黄注射液测定的操作及要点。

二、实验原理

【处方】金银花提取物（以绿原酸计）2.4g

黄芩提取物（以黄芩苷计）24g

【制法】以上二味，黄芩提取物加水适量使溶解，用8%氢氧化钠溶液调节 pH 至 8，滤过，滤液与金银花提取物合并，用8%氢氧化钠溶液调节 pH 至 7.2，煮沸 1 小时，滤过，加入单糖浆适量，加水至近全量，搅匀，用8%氢氧化钠溶液调节调节 pH 至 7.2，加水至 1000ml，滤过，灌封，灭菌，即得。

三、仪器与试药

高效液相色谱仪，盐酸溶液。

四、实验步骤

1. 性状　本品为棕黄色至棕红色的澄明液体。

2. 含量测定

（1）色谱条件与系统适用性试验　以十八烷基硅烷键合硅胶为填充剂；以乙腈-0.4% 磷酸溶液（10∶90）为流动相；检测波长为 327nm。理论板数按绿原酸峰计算应不低于 2000。

（2）对照品溶液的制备　取绿原酸对照品适量，精密称定，置棕色量瓶中，加 50% 甲醇制成每1ml 含 40μg 的溶液，即得。

（3）供试品溶液的制备　精密量取本品 1ml，置 50ml 棕色量瓶中，加 50% 甲醇稀释至刻度，摇匀，滤过，取续滤液，即得。

（4）测定法　分别精密吸取对照品溶液与供试品溶液 10μl，注入液相色谱仪，测定，即得。

$$含量 = \frac{c_R \times \dfrac{A_x}{A_R} \times D}{1000}$$

式中，c_R 为对照品溶液的浓度（μg/ml）；A_x 和 A_R 分别为供试品和对照品溶液的峰面积；D 为稀释倍数。

本品每 1ml 含金银花提取物以绿原酸（$C_{16}H_{18}O_9$）计，不得少于 1.7mg。

五、注意事项

中药制剂在稀释定容时应注意气泡的干扰。

六、思考题

中药制剂中指标成分测定选择的原则是什么？

实验六　槐花药材中总黄酮的质量分析

一、实验目的

1. 掌握比色法测定槐花药材中总黄酮含量的方法及原理。

2. 熟悉槐花药材的薄层色谱鉴别法。

二、实验原理

槐花为豆科植物槐 *Sophora japonica* L. 的干燥花及花蕾。夏季花开放或花蕾形成时采收，及时干燥，除去枝、梗及杂质。前者习称"槐花"，后者习称"槐米"。

槐花药材的主要有效成分是黄酮类化合物，其中芦丁的含量最高，所以槐花药材的鉴别及含量测定均以芦丁为指标成分。

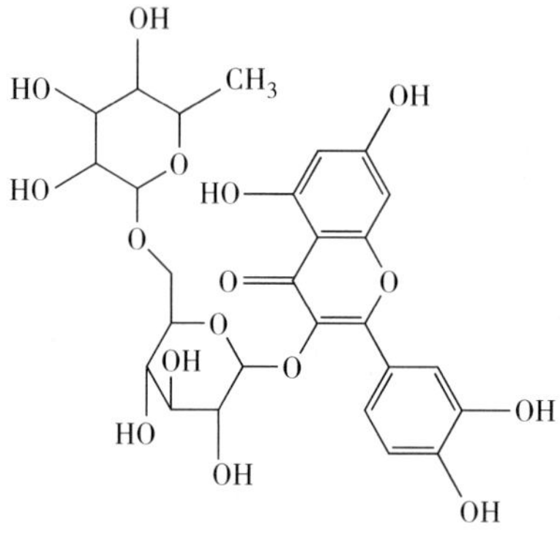

芦丁（$C_{27}H_{30}O_{16}$，610.51）

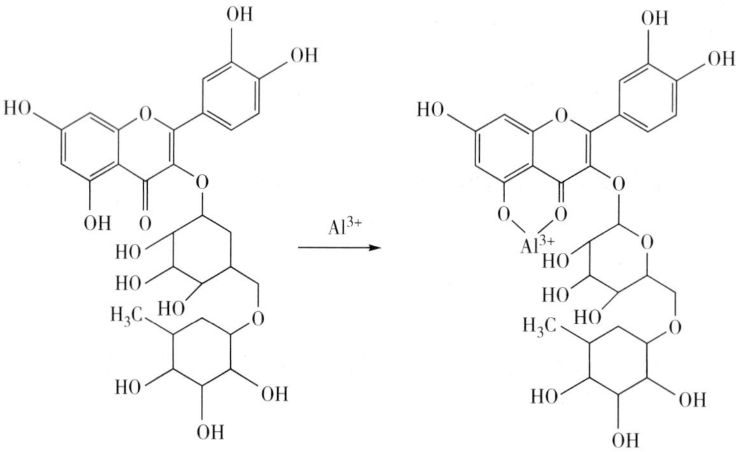

黄酮类配位反应

黄酮类化合物在碱性条件下与铝盐发生配位反应，生成红色的配位化合物，使得最大吸收波长红移至可见光区，且具有较高的吸收系数。黄酮类与铝盐的配位反应是定量完成的，因此可采用比色法测定槐花药材中总黄酮的含量，避免其他非黄酮成分对准确度的影响。

三、仪器与试药

紫外-可见分光光度计，三用紫外分析仪，索氏提取器，硅胶 G 薄层板，槐花药材，芦丁对照品，三氯化铝试液，5%亚硝酸钠溶液，10%硝酸铝溶液，氢氧化钠试液，甲醇，乙酸乙酯，甲酸，乙醚。

四、实验步骤

1. 薄层色谱法鉴别

（1）供试品溶液的制备　取槐花粉末 0.2g，置于具塞试管中，加甲醇 5ml，密塞，振摇 10 分钟，滤过，取滤液作为供试品溶液。

（2）对照品溶液的制备 取芦丁对照品适量，加甲醇成浓度 4mg/ml 的溶液，作为对照品溶液。

（3）测定法 吸取两种溶液各 10μl，分别点于同一硅胶 G 薄层板上，以乙酸乙酯-甲酸-水（8∶1∶1）为展开剂，展开，取出，晾干，喷以三氯化铝试液，待溶剂挥干后，置紫外光灯（365nm）下检视，供试品色谱中，在与对照品色谱相应的位置上，显相同颜色的荧光斑点。

2. 总黄酮含量测定

（1）对照品溶液的制备 取芦丁对照品 50mg，精密称定，置 25ml 量瓶中，加甲醇适量，置水浴上微热使溶解，放冷，加甲醇至刻度，摇匀。精密量取 10ml，置 100ml 量瓶中，加水至刻度，摇匀，即得（每 1ml 中含芦丁 0.2mg）。

（2）标准曲线的制备 精密量取对照品溶液 1ml、2ml、3ml、4ml、5ml 与 6ml，分别置 25ml 量瓶中，各加水至 6.0ml，加 5% 亚硝酸钠溶液 1ml，混匀，放置 6 分钟，加 10% 硝酸铝溶液 1ml，摇匀，放置 6 分钟，加氢氧化钠试液 10ml，再加水至刻度，摇匀，放置 15 分钟，以相应的试剂为空白，照紫外-可见分光光度法，在 500nm 波长处测定吸光度，以吸光度为纵坐标，浓度为横坐标，绘制标准曲线。

3. 测定法 取槐花粗粉约 1g，精密称定，置索氏提取器中，加乙醚适量，加热回流至提取液无色，放冷，弃去乙醚液。再加甲醇 90ml，加热回流至提取液无色，移置 100ml 量瓶中，用甲醇少量洗涤容器，洗液并入同一量瓶中，加甲醇至刻度，摇匀。精密量取 10ml，置 100ml 量瓶中，加水至刻度，摇匀。精密量取 3ml，置 25ml 量瓶中，照标准曲线制备项下的方法，自"加水至 6.0ml"起，依法测定吸光度，从标准曲线上读出供试品溶液中含芦丁的重量（μg），计算，即得。槐花按干燥品计算，含总黄酮以芦丁（$C_{27}H_{30}O_{16}$）计，槐花不得少于 8.0%，槐米不得少于 20.0%。

五、注意事项

1. 使用乙醇时，注意实验室不得有明火。

2. 比色法中显色反应及条件对形成的稳定配位化合物有一定的影响，因此实验中需要遵守平行操作原则；如配制标准系列溶液时，空白与标准系列溶液中加入各种反应试剂的量、顺序、反应时间与温度等操作步骤均应保证平行；所有加入的试剂应使用刻度吸管精密量取，准确加入。

3. 注意吸收池（比色皿）的配对使用。

4. 进行含量测定时，洗涤索氏提取器的甲醇量需控制。

六、思考题

1. 槐花含量测定中，为何先用乙醚回流提取并将提取液弃去？

2. 简述比色法测定槐花药材总黄酮含量的基本原理。

第五章　体内药物分析

实验一　血浆中阿司匹林的高效液相色谱法测定

一、实验目的

1. 熟悉血浆样品的预处理方法。
2. 掌握体内药物分析方法建立需要考察的效能指标。

二、实验原理

阿司匹林是水杨酸类非甾体抗炎药，口服吸收后迅速转化成活性代谢物水杨酸；小剂量阿司匹林具有抗血小板聚集及抗血栓形成作用，近年来广泛用于缺血性心脏病的治疗，阿司匹林在体内转化为水杨酸，而失去抗凝血活性。准确测定血浆中阿司匹林及其代谢产物水杨酸，可用来研究阿司匹林体内代谢过程、药代动力学和阿司匹林酯酶活性。

本实验，向血浆中加入氟化钠适量，阻断酶系对阿司匹林的水解，用有机溶剂提取阿司匹林，采用 HPLC 法在 276nm 测定阿司匹林的浓度。

三、仪器与试药

高效液相色谱仪系统（包括紫外检测器，色谱数据处理软件），高速离心机，涡旋混合器，十万分之一电子天平，微量移液器，色谱甲醇，重蒸馏水，分析纯三氯甲烷和异丙醇，阿司匹林和苯甲酸对照品，人空白血浆。

四、实验步骤

1. 溶液的制备

（1）阿司匹林标准溶液及质量控制（Quality Control，QC）溶液　精密称取阿司匹林对照品 20.0mg，置 50ml 量瓶中，用乙醇溶解并稀释至刻度，得质量浓度为 400.0μg/ml 的阿司匹林对照品储备液。精密量取阿司匹林对照品储备液适量，用水稀释并配制成质量浓度分别为 100.0、50.0、25.0、10.0、5.0、2.5、1.0μg/ml 的阿司匹林系列标准溶液，QC 溶液浓度分别为 2.5、10.0 和 80.0μg/ml。

（2）苯甲酸内标液　精密称取苯甲酸对照品 15.0mg，置 50ml 量瓶中，用乙醇溶解并稀释至刻度，得质量浓度为 300.0μg/ml 的苯甲酸对照品储备液。精密量取苯甲酸对照品 0.50ml，置 10ml 量瓶中，用水稀释至刻度，得 15.0μg/ml 苯甲酸内标溶液。所有配制的对照液和内标液置于 4℃ 冰箱中储存备用。

2. 血浆样品预处理　取 0.5ml 血浆，加入 50.0μl 苯甲酸对照溶液，加入三氯甲烷溶液，旋涡振荡 1.0 分钟，于 5000 r/min 离心 2.0 分钟，取上清液于 40℃ 水浴中用氮气挥干，残渣用流动相 50μl 溶解。

3. 色谱条件 色谱柱：ODS C_{18}柱（150mm×4.6mm，5μm）；柱温：30℃；流动相：甲醇-0.05%磷酸二氢钾缓冲液（53∶47）；流速：1.0ml/min；检测波长：276nm；进样量：20μl。

4. 分析方法的确证

（1）专属性 分别取6人空白血浆各0.5ml，按"血浆样品预处理"项下方法操作（不加内标），获取空白血浆色谱图。分别将一定浓度的阿司匹林和苯甲酸对照品溶液加到空白血浆中，同法操作，获取空白血浆加阿司匹林与内标物色谱图。

结果应表明，血浆中内源性物质不干扰阿司匹林和内标物的测定，且二者的峰形与分离度较好。

（2）标准曲线与线性范围 取空白血浆0.5ml，分别加入阿司匹林标准系列溶液50μl，使相应血浆浓度分别为0.10、0.25、0.50、1.00、2.50、5.00、10.0μg/ml，按"血浆样品预处理"项下的方法操作；以待测物浓度为横坐标，待测物与内标物的峰高比值为纵坐标，用加权最小二乘法进行回归运算，求得的直线回归方程即为标准曲线。本方法在0.10~10.0μg/ml范围内线性良好。最低定量浓度为0.10μg/ml。

（3）精密度与准确度 取空白血浆0.5ml，按"标准曲线"项下的方法配制低、中、高3个浓度（分别为0.25、1.00和8.0μg/ml）的质量控制（QC）样品，进行6样本分析，连续测定3批，并与标准曲线同时进行，计算QC样品的浓度。计算精密度与准确度。

（4）提取回收率 分别取如前所述低、中、高3种浓度的标准系列溶液和空白血浆，按"血浆样品预处理"项下操作，以提取后的色谱峰高度与提取前的色谱峰高度之比，考察样品的提取回收率。每一浓度进行6样本分析。计算3种浓度下样品的提取回收率。

（5）样品溶液稳定性 考察阿司匹林水溶液（4℃）、甲醇溶液（4℃）放置24小时及处理后样品溶液室温放置4小时的稳定性。

五、注意事项

1. 尽可能的完全萃取水杨酸。
2. 标准曲线的制备，提高可信度。

六、思考题

1. 试述人空白血浆的采集过程。
2. 方法学验证的效能指标有哪些？限度要求如何？

实验二 血清中茶碱浓度的高效液相色谱法测定

一、实验目的

1. 熟悉血清样本的采集与预处理方法。
2. 掌握体内药物分析方法建立需要考察的效能指标。

二、实验原理

茶碱用于治疗支气管哮喘及其他呼吸不正常的疾病。茶碱的治疗血药浓度较窄（5~20μg/ml），血药浓度高于25μg/ml时常出现中毒症状。氨茶碱剂量与血药浓度及药效间存在明显的个体差异，因此需要进行临床用药监护。

茶碱不易溶于水，对胃肠道有刺激作用，故临床上常用其盐类制剂。氨茶碱系茶碱和乙二胺缩合而成，其溶解度为茶碱的20倍，在体内解离出茶碱起效。可使用有机溶剂将其从血清中提取出来，采用HPLC法在273nm波长下测定其含量。

三、仪器、试药与实验动物

高效液相色谱仪系统（包括紫外检测器，色谱数据处理软件），高速离心机，涡旋混合器，十万分之一电子天平，微量移液器，色谱甲醇，重蒸馏水，分析纯三氯甲烷和异丙醇，茶碱和咖啡因（内标）对照品，氨茶碱注射液（0.25g/2ml），5%的葡萄糖溶液，家兔。

四、实验步骤

1. 溶液的制备

（1）茶碱标准溶液及QC溶液　精密称取茶碱对照品20.0mg，置25ml量瓶中，用乙醇溶解并稀释至刻度，得质量浓度为800.0μg/ml的茶碱对照品储备液。精密量取茶碱对照品储备液适量，用水稀释并配制成质量浓度分别为640.0、320.0、160.0、80.0、40.0、20.0、10.0μg/ml的茶碱系列标准溶液，QC溶液浓度分别为20.0、80.0和480μg/ml。

（2）咖啡因内标液　精密称取咖啡因对照品20.0mg，置25ml瓶中，用乙醇溶解并稀释至刻度，得质量浓度为800.0μg/ml的咖啡因对照品储备液。精密量取咖啡因对照2.5ml，置10ml量瓶中，用水稀释至刻度，得200.0μg/ml咖啡因内标液。所有配制的对照液和内标液置于4℃冰箱中储存备用。

2. 生物样品的采集　将家兔称重，采集空白血样，取氨茶碱注射液，5%的葡萄糖溶液稀释2倍，以15mg/kg耳缘静脉注射茶碱注射液，于拟定时间（10分钟，30分钟，1小时，2小时，3小时，4小时，5小时，8小时，12小时）耳缘静脉取血2ml。血样于室温静置0.5~1小时，待血液凝固后，用细竹棒或玻璃棒轻轻剥去试管壁上的血饼，于离心机中3000r/min离心5~10分钟，微量移液器吸取上层淡黄色液体即为血清。

3. 血清样品预处理　取0.2ml血清，加入10.0μl咖啡因对照溶液，加入异丙醇－三氯甲烷（10:90）溶液，旋涡振荡1.0分钟，于5000r/min离心2.0分钟，取上清液于40℃水浴中用氮气挥干，残渣用流动相100μl溶解。

4. 色谱条件　色谱柱：ODS C_{18}柱（150mm×4.6mm，5μm）；柱温：30℃；流动相：甲醇－水（25:75）；流速：1.0ml/min；检测波长：273nm；进样量：20μl。

5. 分析方法的确证

（1）专属性　分别取6只家兔的空白血清，混匀，取0.2ml，按"血清样品预处理"项下方法操作（不加内标），获取空白血清色谱图。分别将一定浓度的茶碱和咖啡因对照品溶液加到空白血清中，同法操作，获取空白血清加茶碱与内标物色谱图。

取家兔给药后采集的血清样品0.2ml，依同法操作，获取家兔静脉注射给药后4小时的血清样品色谱图。

结果应表明，血清中内源性物质不干扰茶碱和内标物的测定，且二者的峰形与分离度较好。

（2）标准曲线与线性范围　取家兔空白血清0.2ml，分别加入茶碱标准系列溶液10μl，使相应血清浓度分别为0.50、1.00、2.00、4.00、8.00、16.0、24.0、32.0μg/ml,按"血清样品预处理"项下的方法操作；以待测物浓度为横坐标，待测物与内标物的峰高比值为纵坐标，用加权最小二乘法进行回归运算，求得的直线回归方程即为标准曲线。本方法在0.50~32.0μg/ml范围内线性良好。最低定量浓度为 0.50μg/ml。

（3）精密度与准确度　取空白血清 0.2ml，按"标准曲线"项下的方法配制低、中、高 3 个浓度（分别为 1.00、4.00 和 24.0μg/ml）的质量控制（QC）样品，进行 6 样本分析，连续测定 3 批，并与标准曲线同时进行，计算 QC 样品的浓度。计算精密度与准确度。

（4）提取回收率　分别取如前所述低、中、高 3 种浓度的标准系列溶液和空白血清，按"血清样品预处理"项下操作，以提取后的色谱峰高度与提取前的色谱峰高度之比，考察样品的提取回收率。每一浓度进行 6 样本分析。计算 3 种浓度下样品的提取回收率。

（5）样品溶液稳定性　考察茶碱水溶液（4℃）、甲醇溶液（4℃）放置 24 小时及处理后样品溶液室温放置 8 小时的稳定性。

6. 未知浓度血清样品测定　取血清样品，按"血清样品预处理"项下操作，每个样品测定一次。

制备标准曲线，并随行低、中、高 3 种浓度的 QC 样品，每个浓度双样本。应用此标准曲线计算未知样品浓度。

五、注意事项

1. 家兔采血时要注意在同一伤口处，将兔耳低于心脏，采血完毕后要立即止血。
2. 分离血清时，要把血液放置至凝固后，离心取血清。

六、思考题

1. 测定血清中茶碱的浓度有什么临床意义？
2. 血浆和血清有什么区别？

实验三　氟尿嘧啶血药浓度的测定

一、实验目的

1. 学习和了解体内药物分析的一般程序及血样的常规处理方法。
2. 掌握离子选择性电极法测定药物含量的基本原理和操作要点。

二、实验原理

离子选择性电极的电势随溶液中特定离子的浓度变化而变化，氟离子选择性电极对氟离子有选择性响应，可用于氟化物的浓度测定。氟尿嘧啶为含氟有机化合物，经氧瓶燃烧转变为无机氟化物，由吸收液吸收后，可直接应用氟离子选择性电极测定其浓度。

三、仪器与试药

精密酸度计，电磁搅拌器，氟离子选择性电极，饱和甘汞电极，离心机，具塞离心管，500ml 燃烧瓶，总离子强度调节缓冲溶液（TISAB），氟尿嘧啶注射液。

四、实验步骤

1. 血样的采集与制备　取体重为 1.5～2.5kg 的健康家兔，由耳缘静脉快速注射氟尿嘧啶注射液，注射剂量为 50mg/kg。分别于给药后 2，5，10，15 分钟采集耳静脉血各 2ml 置加有肝素抗凝的干燥离心管中，混匀，离心（2000~3000r/min）5 分钟，分取上层血浆，备用。

2. 标准曲线的制备 分别精密量取氟化钠标准溶液（每 1ml 含 5μg 的 F）1.0，2.0，3.0，4.0，5.0ml，置 25ml 量瓶中，各加 TISAB 液 10.0ml，再加水稀释至刻度，摇匀，照下述测定法项下的方法，测定并记录电位；用半对数坐标纸以电位（E）为纵坐标，以浓度（c）为横坐标，绘制标准曲线。

3. 供试品溶液的制备 精密吸取上述制备的血浆 400μl，点于无灰滤纸上，吹干，照氧瓶燃烧法进行有机破坏，用含 3% 过氧化氢溶液 50μl 的水 10ml 为吸收液，待吸收完全后，再振摇 2~3 分钟，移至 25ml 量瓶中，用 TISAB 液 10.0ml 冲洗瓶塞及铂丝，再用适量水冲洗，洗液并入量瓶中，加水稀释至刻度，摇匀，即得。

4. 测定法 选用精密酸度计，连接氟离子选择电极与饱和甘汞电极，将盛有去离子水 50ml 的塑料烧杯置电磁搅拌器上，浸入电极，搅拌 2 分钟，记录电极的基础电位（应在 -200mV 以下），取出电极，用滤纸吸尽水分；换上供试品溶液，搅拌 4 分钟，静置 1 分钟，记录电位。每测定一份供试品后，均应将电极用去离子水冲洗至基础电位后，方可进行第二次测定。根据所测得的电位，由标准曲线查出供试品溶液的浓度，再计算氟尿嘧啶的血药浓度。

五、注意事项

1. 总离子强度调节缓冲液（TISAB）的配制方法如下：取氯化钠 55g、醋酸钠 255g 与枸橼酸钠 0.5g，加水 300ml，微热，溶解后移至 1000ml 量瓶中，加冰醋酸 115ml，放冷至室温，加水稀释至刻度，摇匀，即得。

2. 氟离子选择电极使用前，应在 0.001mol/L 氟化钠溶液中浸泡 3~4 小时，再用去离子水冲洗至基础电位，干燥保存。

3. 使用电极时应小心、仔细，勿使尖硬物碰擦晶片，如沾有油污，应用脱脂棉依次蘸取乙醇、丙酮轻拭，再用去离子水洗净。

4. 家兔静脉给药多从耳缘静脉处，取血则可从耳静脉或颈静脉。取血用注射器及离心管均应干燥或以生理盐水洗涤，不得带有蒸馏水，以防溶血。

5. 试样点加在 1.5cm×8cm 的无灰滤纸上。点样时，应小心谨慎，随点随吹干，分次完成，切勿损失。

六、思考题

1. 血药浓度的测定主要用于哪方面的研究？

2. 血药浓度测定时，为什么通常采用血浆（或血清）？如何制备血浆（或血清）？

3. 试述氟离子选择电极法测定氟尿嘧啶的基本原理，测定中为什么要加 TISAB 液？

4. 氟离子选择电极使用前为什么要在氟化钠溶液中浸泡数小时？每次测定前为什么要洗至基础电位？测定时为什么要搅拌数分钟后记录读数？

实验四　尿中氨苄西林浓度的测定

一、实验目的

1. 掌握荧光分光光度法测定氨苄西林的原理。

2. 学习荧光分析法的基本原理及操作技术。

二、实验原理

某些物质受紫外光或可见光照射激发后能发射比激发光波长较长的荧光。当激发光强度、波长、所用溶剂及温度等条件固定时，物质在一定浓度范围内，其发射强度与溶液中该物质的浓度成正比关系，可用以定量分析。

氨苄西林在酸性溶液中加热，可降解生成二酮哌嗪衍生物，在 360nm/430nm（激发/发射）波长处有强烈荧光，可用荧光分光光度法测定含量。

三、仪器与试药

荧光分光光度计，氨苄青霉素胶囊，氨苄西林对照品，20% 三氯醋酸溶液，1mol/L 盐酸溶液。

四、实验操作

1. 尿样的采集 口服氨苄西林胶囊数粒（相当于氨苄西林 1g），收集服药后 6~8 小时内的尿液，混匀，测量体积，滤过，备用。

2. 溶液的制备

（1）对照品溶液 精密称取氨苄西林对照品 0.15g，置 500ml 量瓶中，加水溶解并稀释至刻度，摇匀；精密量取 10ml，置 100ml 量瓶中，加水稀释至刻度，摇匀，即得。

（2）供试品溶液 精密量取已滤过的尿液 2ml，置 250ml 量瓶中，加水稀释至刻度，摇匀，即得。

3. 标准曲线的制备与尿样的测定 精密量取对照品溶液 1，2，4，6，8，10ml 及供试品溶液 10ml，分别置于 25ml 量瓶中，不足 10ml 的，加水补至 10ml，各加 20% 三氯醋酸溶液 1.0ml 与 1mol/L 盐酸溶液 1.0ml，混匀 30 秒钟，密塞，置水浴中保温 90 分钟，取出，放冷至室温，各加甲醇 5.0ml，加水稀释至刻度，摇匀，以水 10ml 同法操作所得的溶液为空白。照荧光光度法，在 360nm/430nm（激发/发射）波长处测定荧光强度，绘制标准曲线，求得供试品浓度，再按下式计算排泄率。

$$排泄率(\%) = \frac{c \cdot V \cdot D}{S} \times 100\%$$

式中，c 为测得的供试品浓度（mg/ml）；V 为收集的尿液体积（ml）；D 为尿样的稀释倍数；S 为口服氨苄西林的量（g）。

五、注意事项

1. 所用玻璃仪器均应用清洁液（洗液）洗涤，不得使用洗涤剂（肥皂、洗衣粉等），以防带入荧光物质的干扰。

2. 所用水、甲醇等溶剂均应为同一批号溶剂，否则将引起误差，导致结果不准确。

3. 在水浴中保温时，应将瓶塞塞紧，以防其崩开而溅出试液，并应注意水浴中的水量，不足时应随时补充。

4. 受试者近期内应未服用其他药物，尤其不应服用呋塞米、阿莫西林等对测定有干扰的药物。

六、思考题

1. 尿中药物浓度（量）的测定主要用于哪方面的研究？

2. 荧光分光光度法的特点是什么？操作中应注意什么？

第六章 综合性实验与设计性实验

实验一 复方阿司匹林片的含量测定

一、实验目的

1. 了解复方阿司匹林制剂（片剂）经典容量分析方法及原理。
2. 了解复方阿司匹林制剂（片剂）HPLC 含量测定方法。

二、实验原理

复方阿司匹林片主要含有阿司匹林、对乙酰氨基酚、咖啡因三种成分，故对上述三种成分分别进行含量测定。

1. 经典容量分析法 主要是根据阿司匹林具有羧基，采用中和滴定法测定其含量，对乙酰氨基酚和咖啡因不干扰测定。对乙酰氨基酚具有潜在的芳伯氨基，采用亚硝酸钠滴定液测定其含量，阿司匹林和咖啡因无芳伯氨基，不干扰测定。咖啡因为生物碱类药物，但其碱性很弱，故一般的生物碱的测定方法均不适用。根据咖啡因在酸性条件下可与碘定量地生成沉淀（$C_8H_{10}N_4O_2 \cdot HI \cdot I_4$），设计出剩余碘量法测定其含量。

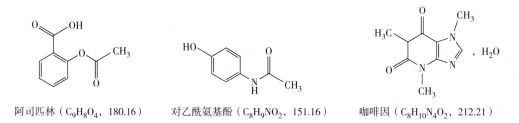

阿司匹林（$C_9H_8O_4$，180.16）　　对乙酰氨基酚（$C_8H_9NO_2$，151.16）　　咖啡因（$C_8H_{10}N_4O_2$，212.21）

（1）阿司匹林的测定

$$\text{COOH}/\text{OCOCH}_3 + \text{NaOH} \longrightarrow \text{COONa}/\text{OCOCH}_3 + \text{H}_2\text{O}$$

（2）对乙酰氨基酚的测定　具有芳伯氨基，在酸性介质中，可与亚硝酸钠发生重氮化反应，生成芳伯胺的重氮盐。

$$\text{Ar—NHCOR} + \text{H}_2\text{O} \xrightarrow[\triangle]{\text{H}^+} \text{Ar—NH}_2 + \text{RCOOH}$$

$$\text{Ar—NH}_2 + \text{NaNO}_2 + 2\text{HCl} \longrightarrow \text{Ar—N}_2^+\text{Cl}^- + \text{NaCl} + 2\text{H}_2\text{O}$$

（3）咖啡因的测定

$$C_8H_{10}N_4O_2 + 2I_2 + KI + H_2SO_4 \longrightarrow C_8H_{10}N_4O_2HI \cdot I_4 + KHSO_4$$

$$I_2（剩余）+ 2NaS_2O_3 \longrightarrow 2NaI + Na_2S_4O_6$$

2. 高级液相色谱法　可对复方阿司匹林中各组分进行分离和测定。

三、仪器与试药

分析天平，移液管，分液漏斗，量瓶，白瓷板，复方阿司匹林片，水杨酸对照品，氢氧化钠滴定液（0.1mol/L），亚硝酸钠滴定液（0.1mol/L），碘滴定液（0.1mol/L），硫代硫酸钠滴定液（0.1mol/L），乙醚，碳酸钠试液，稀硫酸，三氯甲烷，（稀）盐酸，氯化钾，氢氧化钠试液，丙酮，碱性 β-萘酚试液，乙醇，5% 乙醇，稀硫酸铁铵溶液，硫酸铁铵指示液，酚酞指示液，稀硫酸，溴化钾，含锌碘化钾淀粉指示液，淀粉指示液，高效液相色谱仪。

四、实验步骤

1. 经典容量法

（1）阿司匹林　取本品 20 片，精密称定，研细，精密称取适量（约相当于阿司匹林 0.4g），置分液漏斗中，加水 15ml，用三氯甲烷振摇提取 4 次（20ml，10ml，10ml 与 10ml），三氯甲烷液用同一份水 10ml 洗涤，合并三氯甲烷液，置水浴上蒸干，残渣加中性乙醇（对酚酞指示液显中性）20ml 溶解后，加酚酞指示液 3 滴，用氢氧化钠滴定液（0.1mol/L）滴定。每 1ml 的氢氧化钠滴定液（0.1mol/L）相当于 18.02mg 的 $C_9H_8O_4$。

（2）对乙酰氨基酚　精密称取上述细粉适量（约相当于对乙酰氨基酚 0.3g），加稀硫酸 40ml 加热回流 1 小时冷却至室温，加水 50ml，盐酸 20ml，溴化钾 3g，将滴定管的尖端插入液面下约 2/3 处，用亚硝酸钠滴定液（0.1mol/L）迅速滴定，用少量水将尖端洗净，洗液并入溶液中，继续缓缓滴定，至用细玻璃棒蘸取溶液中少许划过涂有含锌碘化钾淀粉指示液的白瓷板上，即显蓝色条痕，停止 5 分钟，再蘸取溶液少许，划过一次，如仍显蓝色条痕，即为终点（用永停法指示终点）。每 1ml 的亚硝酸钠滴定液（0.1mol/L）相当于 15.12mg 的 $C_8H_9NO_2$。

（3）咖啡因　精密称取上述细粉适量（约相当于咖啡因 50mg），加稀硫酸 5ml，振摇数分钟，使咖啡因溶解，滤过，滤液置 50ml 量瓶中，滤器与滤渣用水洗涤 3 次，每次 5ml，合并滤液与洗液，精密加碘滴定液（0.05mol/L）25ml，用水稀释至刻度，摇匀，在暗处放置 15 分钟，滤过，弃去初滤液，精密量取续滤滴定液 25ml，用硫代硫酸钠液（0.1mol/L）滴定至近终点时，加淀粉指示液 2ml 继续滴定至蓝色消失，并将滴定的结果用空白试验校正，每 1ml 的碘滴定液（0.05mol/L）相当于 5.305mg 的 $C_8H_{10}N_4O_2 \cdot H_2O$。

2. 高效液相色谱法

（1）色谱条件　用十八烷基硅烷键合硅胶为填充剂；以甲醇-水-醋酸（45：54：1）为流动相；检测波长为 272nm。理论板数按阿司匹林计算不低于 4000，各成分之间分离度大于 2.0。

（2）测定法　取本品 20 片，精密称定，研细，精密称取适量（约相当于对乙酰氨基酚 100mg），置 100ml 量瓶中，加流动相约 100ml，超声处理使主成分溶解，并加流动相液稀释至刻度，摇匀，滤过，取续滤液 5.0ml 置 25ml 量瓶中，加流动相稀释至刻度，摇匀。精密量取 10μl，注入液相色谱仪，记录色谱图；另取阿司匹林对照品、对乙酰氨基酚对照品及咖啡因对照品各适量，精密称定，加流动相制成供试品溶液相同浓度的对照品溶液，同法测定。按外标法以峰面积计算，即得。

五、注意事项

1. 对乙酰氨基酚的亚硝酸钠滴定时温度不宜过高，一般在 15～25℃ 条件下滴定。

2. 进行阿司匹林的含量测定时，为消除枸橼酸或酒石酸的干扰，用三氯甲烷处理样品后再测定。

3. HPLC 法同时测定三个主药的含量，采用 272nm 波长检测。因咖啡因在 272nm 有最大吸收，阿司匹林在 276nm 有最大吸收，对乙酰氨基酚在较宽范围内都有较大吸收，在 272nm 波长吸收也较大。处方中咖啡因量较少，为提高检测灵敏度，采用 272nm 作为检测波长。

六、思考题

1. 试述亚硝酸钠滴定法的原理及应用范围。

2. 试述碘量法及剩余碘量法的原理及应用范围。

七、附注

1. 亚硝酸钠滴定液（0.1mol/L）

【配制】取亚硝酸钠 7.2g，加无水碳酸钠（Na_2CO_3）0.10g，加水适量使溶解成 1000ml，摇匀。

【标定】取在 120℃ 干燥至恒重的基准对氨基苯磺酸约 0.5g，精密称定，加水 30ml 与浓氨试液 3ml，溶解后，加盐酸(1→2)20ml，搅拌，在 30℃ 以下用本液迅速滴定；滴定时将滴定管尖端插入液面下约 2/3 处，随滴随搅拌；至近终点时，将滴定管尖端提出液面，用少量水洗涤尖端，洗液并入溶液中，继续缓缓滴定，用永停滴定法指示终点。每 1ml 亚硝酸钠滴定液（0.1mol/L）相当于 17.32mg 的对氨基苯磺酸。根据本液的消耗量与对氨基苯磺酸的取用量，算出本液的浓度，即得。

【贮藏】置玻璃塞的棕色玻瓶中，密闭保存。

2. 氢氧化钠滴定液（0.1mol/L）

【配制】取氢氧化钠液适量，加水振摇使溶解成饱和溶液，冷却后，置聚乙烯塑料瓶中，静置数日，澄清后备用。取澄清的氢氧化钠饱和溶液 5.6ml，加新沸过的冷水使成 1000ml。

【标定】取在 105℃ 干燥至恒重的基准邻苯二甲酸氢钾约 0.6g，精密称定，加新沸过的冷水 50ml，振摇，使其尽量溶解；加酚酞指示液 2 滴，用氢氧化钠滴定液滴定；在接近终点时，应使邻苯二甲酸氢钾完全溶解，滴定至溶液显粉红色。每 1ml 氢氧化钠滴定液（1mol/L）相当于 204.2mg 的邻苯二甲酸氢钾。根据本液的消耗量与邻苯二甲酸氢钾的取用量，算出本液的浓度，即得。每 1ml 氢氧化钠滴定液（0.1mol/L）相当于 20.42mg 的邻苯二甲酸氢钾。

【贮藏】置聚乙烯塑料瓶中，密封保存；塞中有 2 孔，孔内各插入玻璃管 1 支，1 管与钠石灰管相连，1 管供吸出本液使用。

3. 碘滴定液（0.05mol/L）

【配制】取碘 13.0g，加碘化钾 36g 与水 50ml 溶解后，加盐酸 3 滴与水适量使成 1000ml，摇匀，用垂熔玻璃滤器滤过。

【标定】取在 105℃ 干燥至恒重的基准三氧化二砷约 0.15g，精密称定，加氢氧化钠滴定液（1mol/L）10ml，微热使溶解，加水 20ml 与甲基橙指示液 1 滴，加硫酸滴定液（0.5mol/L）适量使黄色转变为粉红色，再加碳酸氢钠 2g，水 50ml 与淀粉指示液 2ml，用本液滴定至溶液显浅蓝紫色。每 1ml 碘滴定液（0.05mol/L）相当于 4.946mg 的三氧化二砷。根据本液的消耗量与三氧化二砷的取用量，算出本液的浓度，即得。

【贮藏】置玻璃塞的棕色玻瓶中，密闭，在凉处保存。

4. 稀硫酸　取硫酸 57ml，加水稀释至 1000ml，即得。本液含 H_2SO_4 应为 9.5%～10.5%。

实验二　复方磺胺甲𫫇唑片的质量分析

一、实验目的

1. 掌握复方磺胺甲𫫇唑片的鉴别及含量测定方法。
2. 熟悉复方磺胺甲𫫇唑片的检查方法。

二、实验原理

复方磺胺甲𫫇唑片为白色片，是常用的磺胺类药物的复方制剂，本品每片含磺胺甲𫫇唑（$C_{10}H_{11}N_3O_3S$）应为 0.360～0.440g，含甲氧苄啶（$C_{14}H_{18}N_4O_3$）应为 72.0～88.0mg。

两种药物的结构如下：

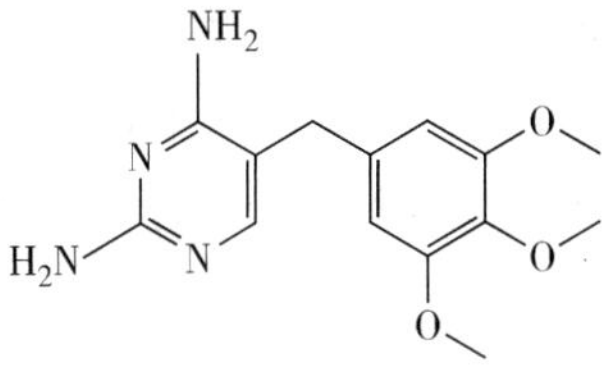

甲氧苄啶 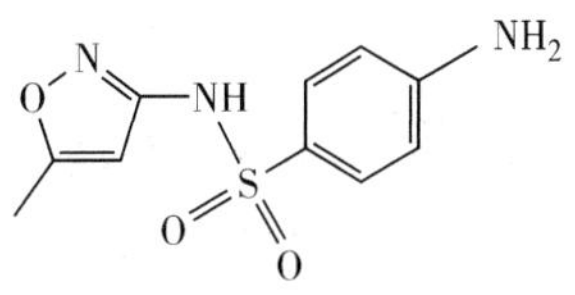　　　　　　　　　　　　磺胺甲𫫇唑

三、仪器与试药

分析天平，三用紫外仪，硅胶 GF_{254} 薄层板，展开缸，烧杯，移液管，复方磺胺甲𫫇唑片，磺胺甲𫫇唑对照品，甲氧苄啶对照品，甲醇，乙腈，稀硫酸，碘试液，三氯甲烷，二甲基甲酰胺，0.1mol/L 盐酸，三乙胺，高效液相色谱仪，溶出度仪。

四、实验步骤

1. 鉴别

（1）取本品的细粉适量（约相当于甲氧苄啶 50mg），加稀硫酸 10ml，微热使甲氧苄啶溶解后，放冷，滤过，滤液加碘试液 0.5ml，观察并记录实验现象。应生成棕褐色沉淀。

（2）取本品的细粉适量（约相当于磺胺甲𫫇唑 0.2g），加甲醇 10ml，振摇，滤过，取滤液作为供试品溶液；另取磺胺甲𫫇唑对照品 0.2g 与甲氧苄啶对照品 40mg，加甲醇 10ml 溶解，作为对照品溶液。照薄层色谱法试验，吸取上述两种溶液各 5μl，分别点于同一硅胶 GF_{254} 薄层板上，以三氯甲烷-甲醇-二甲基甲酰胺（20∶2∶1）为展开剂，展开，晾干，置紫外光灯（254nm）下检视。供试品溶液所显两种成分的主斑点的位置和颜色应与对照品溶液的主斑点相同。

（3）在含量测定项下记录的色谱图中，供试品溶液两主峰的保留时间应与对照品溶液相应的两主峰的保留时间一致。

（4）取本品的细粉适量（约相当于磺胺甲𫫇唑 50mg），加稀盐酸 1ml，必要时缓缓煮沸使溶解，放冷，加 0.1mol/L 亚硝酸钠溶液数滴，滴加碱性 β-萘酚试液数滴，供试品不同，生成橙黄色到猩红色沉淀。

2. 检查溶出度 取本品，照溶出度测定法桨法操作，以 0.1mol/L 盐酸溶液 900ml 为溶出介质，转速为每分钟 75 转，依法操作，经 30 分钟时，取溶液适量，滤过，精密量取续滤液 10μl，照含量测定项下的方法，依法测定，计算每片中磺胺甲噁唑和甲氧苄啶的溶出量。限度均为标示量的 70%，应符合规定。

3. 含量测定

（1）色谱条件与系统适用性试验 用十八烷基硅烷键合硅胶为填充剂；以乙腈-水-三乙胺（200∶799∶1）（用氢氧化钠试液或冰醋酸调节 pH 至 5.9）为流动相；检测波长为 240nm。理论板数按甲氧苄啶峰计算不低于 4000，磺胺甲噁唑峰与甲氧苄啶峰的分离度应符合要求。

（2）测定法 取本品 10 片，精密称定，研细，精密称取适量（约相当于磺胺甲噁唑 44mg），置 100ml 量瓶中，加 0.1mol/L 盐酸溶液适量，超声处理使两主成分溶解，用 0.1mol/L 盐酸溶液稀释至刻度，摇匀，滤过，精密量取续滤液 10μl，注入液相色谱仪，记录色谱图；另取磺胺甲噁唑对照品和甲氧苄啶对照品各适量，精密称定，加 0.1 mol/L盐酸溶液溶解并定量稀释制成每 1ml 中含磺胺甲噁唑 0.44mg 与甲氧苄啶 89μg 的溶液，摇匀，同法测定。按外标法以峰面积计算，即得。

五、注意事项

1. 流动相使用之前，需用微孔滤膜滤过，除去固体颗粒，还要进行脱气；样品进样前宜需用微孔滤膜滤过。

2. 自制薄层板晾干后需在 110℃ 下活化半个小时。

六、思考题

1. 高效液相色谱法的系统适应性试验应包含哪些指标？其具体要求是什么？

2. 在进行制剂的溶出度检查时，有哪些注意事项？

七、附注

1. 碘试液 可取用碘滴定液（0.05mol/L）。

2. 稀硫酸 取硫酸 57ml，加水稀释至 1000ml，即得。本液含 H_2SO_4 应为 9.5%～10.5%。

3. 稀盐酸 取盐酸 234ml，加水稀释至 1000ml，即得。本液含 HCl 应为 9.5%～10.5%。

4. 0.1mol/L 盐酸溶液 取盐酸 9.0ml，加水适量使成 1000ml，摇匀，即得。

5. 氢氧化钠试液 取氢氧化钠 4.3g，加水溶解成 100ml，即得。

实验三　维生素 B_1 片的质量分析

一、实验目的

1. 掌握片剂质量分析的项目和内容。

2. 掌握溶出度测定的原理和方法。

二、实验原理

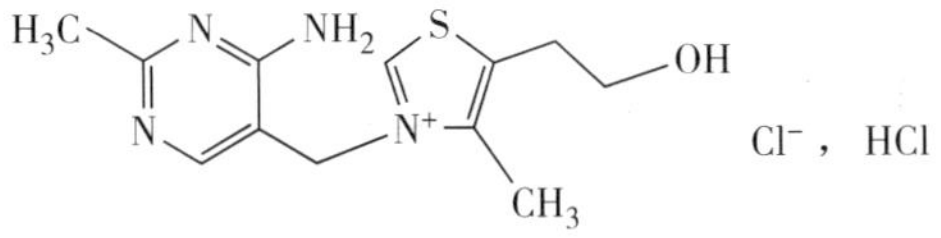

维生素B₁（C₁₂H₁₇ClN₄OS·HCl 337.27）

维生素 B$_1$ 的鉴别反应：维生素 B$_1$ 在碱性溶液中，可被铁氰化钾氧化成硫色素。硫色素溶于正丁醇中，显蓝色荧光。

维生素 B$_1$ 分子中具有共轭双键结构，在紫外区有吸收，根据其最大吸收波长处的吸光度可计算含量。

三、仪器与试药

紫外-可见分光光度计，高效液相色谱仪，维生素 B$_1$ 片，量瓶，盐酸，氢氧化钠，铁氰化钾，正丁醇，庚烷磺酸钠，三乙胺，磷酸，维生素 B$_1$ 对照品。

四、实验步骤

1. 性状 本品为白色片。

2. 鉴别 取本品细粉适量，加水搅拌，滤过，滤液蒸干，取滤渣约 5mg，加氢氧化钠试液 2.5ml 溶解后，加铁氰化钾试液 0.5ml 与正丁醇 5ml，强力振摇 2 分钟，放置使分层，上面的醇层显强烈蓝色荧光；加稀盐酸使成酸性，荧光即消失，再加氢氧化钠试液使成碱性，荧光又显出。

3. 检查 有关物质的检查方法如下。取本品细粉适量，加流动相适量，振摇使维生素 B$_1$ 溶解，用流动相稀释制成每 1ml 含维生素 B$_1$1mg 的溶液。滤过，取续滤液作为供试品溶液；精密量取 1ml，置 100ml 量瓶中，用流动相稀释至刻度，摇匀，作为对照溶液。照高效液相色谱法，用十八烷基硅烷键合硅胶为填充剂，以甲醇-乙腈-0.02mol/L 庚烷磺酸钠溶液（含 1% 三乙胺，用磷酸调节 pH 至 5.5）（9：9：82）为流动相，检测波长为 254nm，理论板数按维生素 B$_1$ 峰计算不低于 2000，维生素 B$_1$ 峰与前后峰的分离度均应符合要求。精密量取供试品溶液与对照溶液各 20μl，分别注入液相色谱仪，记录色谱图至主峰保留时间的 3 倍。供试品溶液色谱图中如有杂质峰，各杂质峰面积的和不得大于对照溶液主峰面积的 1.5 倍（1.5%）。

4. 含量测定 取本品 20 片，精密称定，研细，精密称取适量（约相当于维生素 B$_1$25mg），置 100ml 量瓶中，加盐酸溶液（9→1000）约 70ml，振摇 15 分钟使维生素 B$_1$ 溶解，用上述溶剂稀释至刻度，摇匀，用干燥滤纸滤过，精密量取续滤液 5ml，置另一 100ml 量瓶中，再加上述溶剂稀释至刻度，摇匀，照紫外-可见分光光度法，在 246nm 波长处测定吸光度，按 C$_{12}$H$_{17}$ClN$_4$OS·HCl 的吸收系数（$E_{1cm}^{1\%}$）为 421 计算，即得。

$$标示量的百分含量(\%) = \frac{A_x \times D \times \overline{W}}{E_{1cm}^{1\%} \times 100 \times W \times 标示量(mg/片)} \times 100\%$$

式中，A_x 为供试品溶液的吸光度；D 为稀释体积；$\overline{W}$ 为平均片重（克/片）；$E_{1cm}^{1\%}$ 为供试品中维生素 B$_1$ 的百分吸收系数；100 为浓度换算因子，系将 g/100ml 换算为 g/ml；W 为片粉的取样量（g）。

五、注意事项

1. 鉴别试验中氢氧化钠的加入量要足够。
2. 用吸收系数法测定时，要注意仪器的校正和检定。

六、思考题

1. 维生素 B₁ 片还可以采用什么方法进行鉴别？
2. 紫外分光光度法用于含量测定一般有哪几种方法？

七、附注

1. 氢氧化钠试液的配制：取氢氧化钠 4.3g，加水溶解成 100ml，即得。
2. 铁氰化钾试液的配制：取铁氰化钾 1g，加水 10ml 使溶解，即得。本液应临用新制。

实验四　六味地黄片的质量分析

一、实验目的

1. 掌握显微鉴别方法在中药制剂鉴别中的应用。
2. 掌握高效液相色谱法在中药复方制剂定量分析中的应用。

二、实验原理

（1）六味地黄片处方及制法　熟地黄 352g、酒萸肉 176g、牡丹皮 132g、山药 176g、泽泻 132g、茯苓 132g。制法：以上六味，牡丹皮、酒萸肉、茯苓粉碎成细粉，过筛，混匀，其余熟地黄等三味，加水煎煮三次，第一、二次各为 2 小时，第三次为 1 小时，合并煎液，滤过，滤液浓缩成膏，与上述粉末混合，低温干燥，粉碎，加辅料适量，混匀，制成颗粒，干燥，压制成 1000 片，包薄膜衣，即得。制剂中仍保留原药材的显微特征，可用显微鉴别法对各药味进行鉴别。

（2）薄层色谱法是中药常用的鉴别方法，本实验以丹皮酚为对照品，用薄层色谱法鉴别制剂中牡丹皮。

（3）酒萸肉的主要成分是马钱苷，具有弱酸性，以马钱苷为对照品，离子抑制色谱法测定含量，外标法定量。提取方法为回流提取，用中性氧化铝进行液-固萃取净化处理。

（4）牡丹皮的特征性成分为丹皮酚，以丹皮酚为对照品，高效液相色谱法测定含量。

三、仪器与试药

高效液相色谱仪（紫外检测器），显微镜，回流提取器，超声波提取器，色谱柱，烘箱，干燥箱；展开缸，硅胶 G 薄层板，具塞锥形瓶，10ml 量瓶，载玻片，盖玻片，剪刀，研钵；六味地黄片，马钱苷对照品、丹皮酚对照品；硅藻土，中性三氧化铝，三氯化铁，水合氯醛试液，环己烷，乙酸乙酯，丙酮，甲醇，乙醇，乙腈，甲酸，盐酸。

四、实验步骤

1. 性状 本品为薄膜衣片，除去包衣后显棕褐色；味酸。

2. 鉴别

（1）显微鉴别 取本品，置显微镜下观察：不规则分枝状团块无色，遇水合氯醛液溶化，菌丝无色，直径 4~6μm（茯苓）。果皮表皮细胞橙黄色，表面观类多角形，垂周壁略连珠增厚（酒萸肉）。

（2）牡丹皮的薄层鉴别

供试品溶液的制备：取本品 6 片，除去包衣，研细，加硅藻土 2g，研匀，加乙醚 40ml，加热回流 1 小时，滤过，滤液挥干，残渣加丙酮 0.5ml 使溶解，作为供试品溶液。

对照品溶液的制备：取丹皮酚对照品，加丙酮制成每 1ml 含 1mg 的溶液，作为对照品溶液。

测定法：照薄层色谱法试验，吸取上述两种溶液各 2μl，分别点于同一硅胶 G 薄层板上，以环己烷-乙酸乙酯（3∶1）为展开剂，展开，取出，晾干。喷以盐酸酸性 5% 三氯化铁乙醇溶液，加热至斑点显色清晰。供试品色谱中，在与对照品色谱相应的位置上，显相同颜色的斑点。

3. 含量测定

（1）酒萸肉主要成分马钱苷的高效液相色谱法测定

色谱条件与系统适用性试验：以十八烷基硅烷键合硅胶为填充剂；以乙腈-水（15∶85）为流动相；柱温为 40℃；检测波长为 236nm。理论板数按马钱苷峰计算应不低于 4000。

对照品溶液的制备：取马钱苷对照品适量，精密称定，加 50% 甲醇制成每 1ml 含 40μg 的溶液，即得。

供试品溶液的制备：取本品 10 片，除去包衣，精密称定，研细，取约 0.9g，精密称定，置具塞锥形瓶中，精密加入 50% 甲醇 50ml，密塞，称定重量，加热回流 1 小时，放冷，再称定重量，用 50% 甲醇补足减失的重量，摇匀，滤过。精密吸取续滤液 10ml，加在中性氧化铝柱（100~200 目，4g，内径为 1cm）上，用 40% 甲醇 50ml 洗脱，收集流出液及洗脱液，蒸干，残渣加 50% 甲醇适量使溶解，并转移至 10ml 量瓶中，用 50% 甲醇稀释至刻度，摇匀，滤过，取续滤液，即得。

测定法：分别精密吸取对照品溶液与供试品溶液各 20μl，注入液相色谱仪，测定，即得。

本品每片含酒萸肉以马钱苷（$C_{17}H_{26}O_{10}$）计，不得少于 0.80 mg。

（2）牡丹皮特征成分丹皮酚的高效液相色谱法测定

色谱条件与系统适用性试验：以十八烷基硅烷键合硅胶为填充剂；以甲醇-水（70∶30）为流动相；检测波长为 274nm。理论板数按丹皮峰峰计算应不低于 3500。

对照品溶液的制备：取丹皮酚对照品适量，精密称定，加甲醇制成每 1ml 含 40μg 的溶液，即得。

供试品溶液的制备：取本品 10 片，除去包衣，精密称定，研细，取约 0.5g，精密称定，置具塞锥形瓶中，精密加入 50% 甲醇 50ml，密塞，称定重量，超声处理（功率 250W，频率 33kHz）30 分钟，放冷，再称定重量，用 50% 甲醇补足减失的重量，摇匀，滤过，取续滤液，即得。

测定法：分别精密吸取对照品溶液和供试品溶液各 10μl，注入液相色谱仪，即得。

本品每粒含牡丹皮以丹皮酚（$C_9H_{10}O_3$）计，不得少于 1.4mg。

五、注意事项

丹皮酚具有挥发性，故提取时需缓缓加热，低温回流。

六、思考题

1. 中药制剂薄层色谱定性鉴别采用的对照溶液有哪几种?
2. 中药制剂含量测定最常采用的方法是什么?

七、附注

1. 水合氯醛试液的配制:取水合氯醛 50g,加水 15ml 与甘油 10ml 使溶解,即得。
2. 盐酸酸性 5%三氯化铁乙醇的配制:5g 三氯化铁溶于 100ml 乙醇中,加入 2ml 盐酸即得。

实验五 药品溶出度方法设计性实验

一、实验目的

1. 掌握药物溶出度方法的选择。
2. 了解溶出度实验的意义及判断方法。
3. 熟悉专业文献资料的查阅。

二、实验原理

溶出度试验是一种模拟口服固体制剂在胃肠道中崩解和溶出的体外试验方法,溶出度试验在一定程度上反映口服固体制剂的体内生物利用度。

影响溶出度试验结果的因素主要包括仪器因素和试验操作因素。试验操作因素主要有溶出介质、转速设置、过滤方法、取样位置、转篮干湿等。溶出介质常用水、0.1mol/L 盐酸、缓冲液、人工胃液和人工肠液,也可在介质中加适量有机溶剂(乙醇、异丙醇等)、表面活性剂(十二烷基硫酸钠等)、酶等物质。溶出介质的种类对溶出度试验结果的影响较大。

三、仪器与试药

溶出度测定仪,药品、溶剂等。

四、实验步骤

1. 根据实验目的,查阅有关文献资料,写出简短综述文章。
2. 对文献内容进行交流、讨论,结合实验条件确定几个分析方法,并确定实验内容。
3. 根据各自的任务进一步查阅有关文献,记录实验所需内容,写出实验方案,包括实验用仪器及试药的配制方法。
4. 独立完成药物的溶出度方法的设计(包括试剂的准备,仪器的调试与使用,数据分析),写出分析报告。

五、注意事项

1. 设计实验前需充分了解药物的结构特征。
2. 注意方法的专属性和灵敏度。

六、药物溶出度测定方法示例

对氯苯氧异丁酸甲氧基苯丙烯酸酯胶囊（AZ 胶囊）溶出方法的测定。

查阅文献，根据药物的性质，首先设计溶出度测定方法：取本品，照溶出度测定法（第二法），依法操作，经 45 分钟时，取溶液 5ml，滤过，精密吸取续滤液 2ml 置 25ml 的量瓶中，用溶出介质稀释至刻度，摇匀，作为供试品溶液；照紫外–可见分光光度法，在 275nm 下测定吸光度。另取 AZ 对照品，精密称定，加溶出介质溶解并定量稀释制成每 1ml 中约含 10μg 的溶液，同法测定。计算每粒的溶出量。

1. 溶出介质的选择 考察了三种溶出介质中 AZ 胶囊的溶出情况。三种溶出介质分别为：①水；②稀盐酸（9→1000）；③十二烷基硫酸钠溶液（SDS）。

方法：采用桨法，转速为每分钟 75 转，溶出介质 1000ml，在 5、10、20、30、45、60 分钟取样测定其溶出度，溶出曲线见图 6-1。

由于 AZ 不溶于水，也不溶于稀盐酸，略溶于十二烷基硫酸钠，故选择十二烷基硫酸钠作为溶出介质。本研究考察了三个浓度：0.2%SDS 溶液、0.5%SDS 溶液、0.8%SDS 溶液。照溶出度测定法取样测定溶出度，溶出曲线见图 6-2。

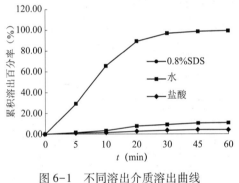

图 6-1 不同溶出介质溶出曲线

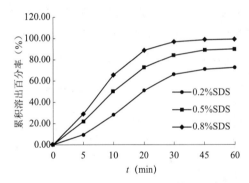

图 6-2 不同浓度 SDS 溶液溶出曲线

2. 转速的选择 将 AZ 胶囊以 0.8%SDS 溶液为溶出介质，转速分别为每分钟 50、75 转，溶出体积为 1000ml，测定其溶出度，溶出曲线见图 6-3。由图中结果可知，每分钟 75 转时溶出较快且偏差较小。

比较篮法和桨法对溶出度测定的影响，取本品，采用桨法和篮法照溶出度测定方法进行测定，结果见图 6-4。

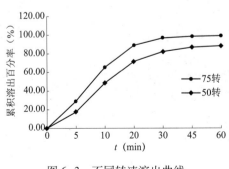

图 6-3 不同转速溶出曲线

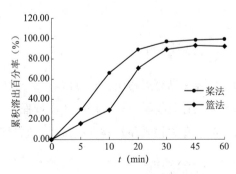

图 6-4 桨法与篮法溶出曲线

结果表明，采用桨法溶出较均匀，且溶出较快。

3. 溶出度测定方法 取本品，照溶出度测定法（第二法），以 0.8% 的十二烷基硫酸钠溶液 1000ml 为溶出介质，转速为每分钟 75 转，依法操作，经 45 分钟时，取溶液 5ml，滤过，精密吸取续滤液 2ml 置 25ml 的量瓶中，溶出介质稀释至刻度，摇匀，作为供试品溶液；照紫外-可见分光光度法，在 275nm 下测定吸光度。另取 AZ 对照品，精密称定，加溶出介质溶解并定量稀释制成每 1ml 中约含 10μg 的溶液，同法测定。计算每粒的溶出量，限度为标示量的 75%，应符合规定。

4. 累积溶出度测定方法 取本品，照溶出度测定法（第二法），于 5、10、20、30、45、60 分钟取样，取出 5ml，同时补加 5ml 空白溶出介质，滤过，取续滤液 2ml 置 25ml 量瓶中，加 0.8%SDS 溶液稀释至刻度，摇匀，作为供试品溶液，照紫外分光光度法，在 275nm 下测定吸光度，计算出每粒的溶出度。

5. 溶出度均一性实验 溶出介质：0.8%SDS 溶液 1000ml，转速：每分钟 75 转，温度：37℃，取同一批（20110913）胶囊 6 粒同时溶出。于 5、10、20、30、45、60 分钟时取样测定其溶出度，溶出曲线见图 6-5。由图可知，溶出度均一性较好。

6. 3 批样品累积溶出度的测定结果 按照溶出度的测定方法，对 3 批样品进行溶出度测定，溶出曲线见图 6-6。

7. 测定时间的确定 据溶出曲线结果表明，拟定取样时间为 45 分钟，45 分钟溶出限度为 80%。

8. 测定结果 三批样品的溶出度测定结果（$x \pm SD$，$n=6$）如下。20110913 批为 99.4%±0.22%；20110914 批为 99.0%±0.26%，20110915 批为 98.4%±0.18%。

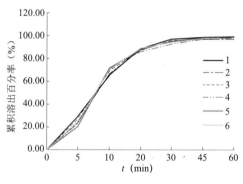

图 6-5 溶出度均一性溶出曲线

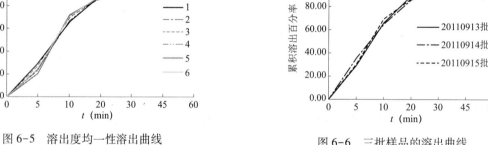

图 6-6 三批样品的溶出曲线

实验六 药物中有关物质检查设计性实验

一、实验目的

1. 掌握常见有关物质检查方法。
2. 掌握有关物质检查方法的建立过程。
3. 熟悉有关物质和药物合成过程中原料药和中间体的关系。

二、实验原理

任何影响药物纯度的物质统称为杂质。杂质的研究是药品研发的一项重要内容。它包括选择合适的分析方法，准确地分辨与测定杂质的含量并综合药学、毒理及临床研究的结果确定杂质的合理限度。

这一研究贯穿于药品研发的整个过程。由于药品在临床使用中产生的不良反应除了与药品本身的药理活性有关外，有时与药品中存在的杂质也有很大关系。例如，青霉素等抗生素中的多聚物等高分子杂质是引起过敏的主要原因。所以规范地进行杂质的研究，并将其控制在一个安全、合理的限度范围之内，将直接关系到上市药品的质量及安全性。

药品中的杂质按其理化性质一般分为三类：有机杂质、无机杂质及残留溶剂。有机杂质包括工艺中引入的杂质和降解产物等，可能是已知的或未知的、挥发性的或不挥发性的。由于这类杂质的化学结构一般与活性成分类似或具渊源关系，故通常又可称之为有关物质。有关物质主要是在生产过程中带入的起始原料、中间体、聚合体、副反应产物以及贮藏过程中的降解产物等。有关物质研究是药品质量研究中关键性的项目之一，其含量是反映药品纯度的直接指标。对药品的纯度要求，应基于安全性和生产实际情况两方面的考虑，因此，允许含限定量无害的或低毒的共存物，但对有毒杂质则应严格控制。毒性杂质的确认主要依据安全性试验资料或文献资料。与已知毒性杂质结构相似的杂质，亦被认为是毒性杂质。

三、仪器与材料

液相色谱仪，流动相，色谱柱。

四、实验内容

1. 设计有关物质检查方法，写出实验操作方法、理论依据和反应原理。
2. 结合药物合成线路，根据初步设计方案，考虑实验室条件和实验时数，选择合适的实验方法。
3. 进行实际操作。对药物进行有关物质检查，制订合理的有关物质检查方法和限度。
4. 根据实验室条件设计与《中国药典》不同的分析路线，并比较它们的优缺点。

五、注意事项

1. 设计实验前需充分了解药物的合成途径，分析其合成所用的原料和中间体。
2. 可选择两种或两种以上的方法进行调研，最后确定最佳的检查方法。
3. 注意方法的专属性和灵敏度。

六、药物有关物质检查设计性实验示例

对氯苯氧异丁酸甲氧基苯丙烯酸酯（AZ）有关物质检查分析如下。

本品通过原料1、原料2二步合成，其中有一个中间体，考虑到可能存在中间体残留杂质，故对其有关物质进行检查。

1. 采用高效液相色谱法对本品进行检查

（1）仪器 Agilent 1200，色谱柱 Eclipse XDB-C_{18}（4.6mm×150mm，5μm）

（2）色谱条件的选择及专属性试验

流动相的选择：参考有关文献，经本品与中间体，以及可能产生的降解物的分离试验，采用甲醇-1%醋酸水（70：30）的流动相，结果见图6-7。

结论：在甲醇-1%醋酸水（70：30）的流动相条件下，AZ峰形较好，对称因子达到0.99。

2. 检测波长的选择 取对照品适量，加甲醇溶解稀释制成浓度约为10μg/ml的溶液；取中间体适量，加甲醇溶解稀释制成浓度约为20μg/ml的溶液，分别在200~400nm波长范围内紫外扫描。

结论：对照品最大吸收波长为275nm，中间体在275nm也有较强吸收，由此选择275nm作为有关物质测定波长。

3. 中间体的最低检测限测定 取中间体适量，用流动相稀释，在上述色谱条件下检测，当信噪比 S/N 为3时，中间体的最低检测限为0.1μg/ml，见图6-8。

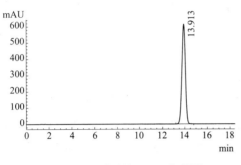

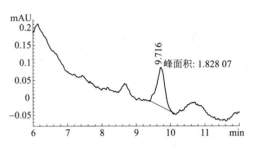

图6-7　AZ对照品HPLC色谱图

图6-8　中间体最低检测限HPLC色谱图

4. AZ与中间体及原料的分离度试验 取本品，本品工艺中间体，原料在十八烷基硅烷键合硅胶为填充剂，以甲醇-1%酸水（70∶30）为流动相，流速为1ml/min，柱温25℃，检测波长为275nm，结果显示，在所选择色谱条件下，本品与中间体的分离度较好。见图6-9。

结论：在甲醇-1%醋酸水（70∶30）的流动相条件下，原料、中间体与对氯苯氧异丁酸甲氧基苯丙烯酸酯（AZ）分离度良好。

5. AZ破坏性条件下降解产物的分离试验

（1）样品　取供试品12.6mg，置50ml量瓶中，流动相溶剂并稀释至刻度，摇匀，取20μl注入色谱仪。见图6-10。

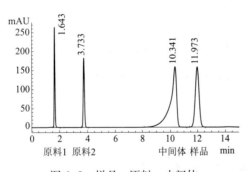

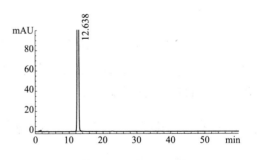

图6-9　样品，原料，中间体

混合溶液HPLC色谱图

图6-10　样品HPLC色谱图

（2）酸处理　取供试品12.6mg，置50ml量瓶中，加1mol/L的HCl 1ml，80℃水浴加热30分钟，放至室温，加入1mol/L的NaOH中和，流动相稀释至刻度，摇匀，取20μl注入色谱仪。见图6-11。

（3）碱处理　取供试品12.4mg，置50ml量瓶中，加1mol/L的NaOH 1ml，80℃水浴加热30分钟，放至室温，加入1mol/L的HCl中和，用流动相稀释至刻度，摇匀，取20μl注入色谱仪。见图6-12。

（4）氧化处理　取供试品12.5mg，置50ml量瓶中，加30%的过氧化氢1ml，80℃水浴加热30分钟，放至室温，用流动相稀释至刻度，摇匀，取20μl注入色谱仪。见图6-13。

（5）高温处理　取供试品12.6mg，置50ml量瓶中，100℃放置4小时，取出，冷至室温，加流动相适量溶解并稀释至刻度，摇匀，取20μl注入色谱仪。见图6-14。

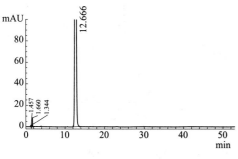

图 6-11　酸处理后 HPLC 色谱图

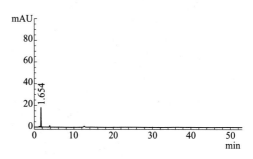

图 6-12　碱处理后 HPLC 色谱图

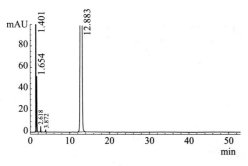

图 6-13　氧化处理后 HPLC 色谱图

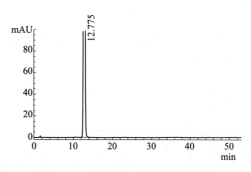

图 6-14　高温处理后 HPLC 色谱图

（6）光照处理　取供试品 12.5mg，置 50ml 量瓶中，紫外光照射 4 小时，加流动相适量溶解并稀释至刻度，摇匀，取 20μl 注入色谱仪。见图 6-15。

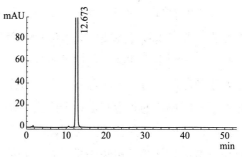

图 6-15　光照处理后 HPLC 色谱图

结论：①在此色谱条件下，起始原料及中间体和大部分的分解产物保留时间在主峰之前。②本品在强光、高温及酸、碱以及氧化处理后，均有不同程度的降解产物产生，在上述色谱条件下，各降解产物与主药均能有效分离。

6. 有关物质测定时间的确定　上述试验显示杂质及降解物均出现在主峰之前，故有关物质的测定时间定为主峰保留时间的 2 倍。

7. 有关物质检测方法　取本品，加流动相制成每 1ml 含 100μg 的溶液，作为供试品溶液，精密吸取 1ml 置 100ml 量瓶中，用流动相稀释至刻度，摇匀，作为对照溶液。取供试品溶液 20μl 注入液相色谱仪，记录色谱图至主成分峰保留时间的 2 倍，杂质峰面积总和不得大于对照溶液主峰面积的 1.0 倍（1.0%），结果见表 6-1，图 6-16。

表 6-1　有关物质的检查

批号	各杂质峰面积和	对照溶液主成分峰面积	有关物质含量（%）
090805	19.5	69.5	0.3
090810	17.8	68.8	0.3
090815	34	71.2	0.5
对照品 090806	10.7	71.0	0.2

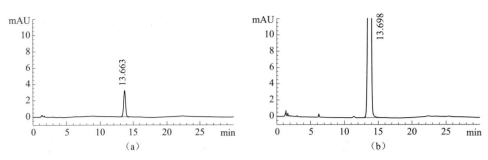

图 6-16　样品 1μg/ml（a）及样品 0.1mg/ml（b）HPLC 色谱图

结论：本品 3 批样品的有关物质检查均小于 1.0%。

实验七　药物的含量测定设计性实验

一、实验目的

1. 掌握药物含量测定方法的设计特点。
2. 熟悉含量测定方法的条件优化、方法验证的效能指标。

二、实验原理

药物的含量是指药物中所含主成分的量，是评价药物质量的重要指标。药物的含量测定所用的分析方法一般要求操作简便，结果准确、重现。原料药的纯度要求高，限度要求严格。如果杂质可严格控制，含量测定可注重方法的准确性，一般首选容量分析法。用生物效价法测定的原料药，若改用理化方法测定，需对两种测定方法进行对比。由于紫外分光光度法的专属性低，准确性又不及容量法，一般不用于原料药的含量测定；若确需采用紫外分光光度法测定含量时，可用对照品同时测定进行比较计算，以减少不同仪器的测定误差。气相色谱法一般用于具有一定挥发性的原料药的含量测定。高效液相色谱法与气相色谱法一样具有良好的分离效果，主要用于多组分抗生素、甾体激素类和用其他测定方法受杂质干扰的原料药的含量测定。定量方法有外标法和内标法（气相色谱一般采用内标法）。外标法所用的对照品应有确定的纯度，在适当的保存条件下稳定。内标物质应选易得的，不对测定产生干扰的，且保留时间和响应与被测物接近的化学物质。所用的填充剂一般首选十八烷基硅烷键合硅胶；如经试用上述填充剂不合适，可选用其他填充剂。流动相首选甲醇-水或乙腈-水系统。

制剂含量测定要求采用的方法具有专属性和准确性。由于制剂的含量限度一般较宽，故可选用的方法较多，主要方法如下。①色谱法。主要采用高效液相色谱法和气相色谱法。复方制剂或需经过复杂分离除去杂质与辅料干扰的品种，或在鉴别、检查项中未能专属控制质量的品种，可以采用高效液相色谱法或气相色谱法测定含量。②紫外分光光度法。该法测定宜采用对照品法，以减少不同仪器间的误差。若用吸收系数（$E_{1cm}^{1\%}$）计算，其值宜在 100 以上；同时还应充分考虑辅料、共存物质和降解产物等对测定结果的干扰。测定中应尽量避免使用有毒的及价格昂贵的有机溶剂，宜用水、各种缓冲液、稀酸、稀碱溶液作溶剂。③比色法或荧光分光光度法。当制剂中主药含量很低或无较强的发色团，以及杂质影响紫外分光光度法测定时，可考虑选择显色较灵敏、专属性和稳定性较好的比色法或荧光分光光度法。

制剂的含量测定一般首选色谱法。

三、实验内容

选择一个或两个药物进行含量测定方法设计。

四、实验要求

1. 学生分组，在教师的指导下，各组自选实验内容中的实验项目。

2. 查阅文献，在充分了解药物性质及生产工艺的基础上，结合所学知识，写出实验方案设计稿（包括实验标题、实验目的、实验原理、实验步骤、计算公式、注意事项、参考文献等），在实验方法上可设计两种方法。

3. 结合自己的实验设计方案，考虑实验室条件和实验时数，选择合适的实验方法。并写出实验操作方法、理论依据和反应原理。

4. 进行实际操作。对药物进行含量测定，制订合理含量限度范围。

5. 实验结束后，写出实验报告（包括实验原始数据、实验结果与结论、实验设计方案的评价等），整理实验原始资料。

6. 学生进行总结讨论，并比较不同小组不同方法的优缺点。

五、药物含量测定设计性实验示例

对氯苯氧异丁酸甲氧基苯丙烯酸酯胶囊（AZ胶囊）含量测定设计试验如下。

1. 查阅相关文献，选择色谱条件与系统适用性

色谱柱：Eclipse XDB-C$_{18}$（4.6mm×150mm，5μm）。

流动相：甲醇-1%醋酸溶液（80：20）。

检测波长：275nm。

流速：1.0 ml/min。

柱温：25℃。

进样量：20μl。

对照品色谱图见图6-17。

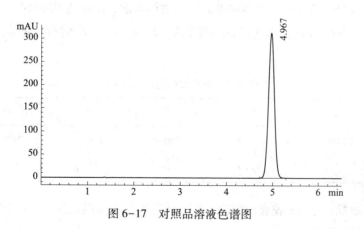

图6-17　对照品溶液色谱图

2. 溶液的配制

（1）对照品溶液　取AZ对照品适量，精密称定，加甲醇-1%醋酸（80：20）适量使溶解并稀释制成每1ml含5μg的溶液作为对照品溶液。

（2）供试品溶液　精密称取 AZ 胶囊内容物适量（约相当于对氯苯氧异丁酸甲氧基苯丙烯酸酯 50mg），置 50ml 的量瓶中，用甲醇-1% 醋酸（80∶20）溶解并定容，精密吸取 5ml 置 100ml 的量瓶中，加甲醇-1% 醋酸（80∶20）溶解至刻度，摇匀，即得供试品溶液。

3. 专属性实验　按处方配比，取约相当于 1 粒的辅料，置 50ml 量瓶中，加流动相适量使溶解，过滤，精密量取 5ml 置 100ml 量瓶中，加流动相稀释至刻度测定，记录色谱图（图 6-18）。

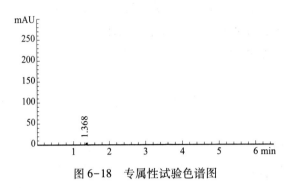

图 6-18　专属性试验色谱图

4. 线性试验　取对照品 50mg，精密称定，置 50ml 的量瓶中，加流动相溶解，从中分别精密吸取 1ml、3ml、5ml、7ml、10ml 置 100ml 的量瓶中，加流动相溶解至刻度，摇匀，进行测定，记录色谱图，结果见表 6-2，以峰面积（A）对浓度（c）进行线性回归，得线性方程为 $A = 52.884c + 29.705$，$r = 0.9999$。

表 6-2　AZ 线性试验测定结果

c（μg/ml）	A
10.1	540.4
30.2	1655.3
50.4	1719.5
70.6	3728.5
100.8	5367.3

5. 精密度试验　取中间浓度的对照品溶液，连续进样 6 次，RSD 为 0.01%。

6. 稳定性试验　取对照品溶液和供试品溶液于 0、2、4、6、8 小时进行测定，记录色谱图，结果见表 6-3。

表 6-3　稳定性试验测定结果

	0h	2h	4h	6h	8h	RSD（%）
对照品峰面积	2744.8	2735.4	2740.9	2735.4	2730.7	0.20
供试品峰面积	2740.3	2739.6	2740.0	2734.8	2727.6	0.20

7. 重复性实验　取同一批 AZ 胶囊内容物 6 份，精密称定，按供试品溶液的配制方法配制，按要求测定，记录色谱图，RSD 为 0.35%。

8. 回收率实验　取对照品 40mg（80%）、50mg（100%）和 60mg（120%），按照处方比加入一定的辅料，置 50ml 的量瓶中，加流动相溶解至刻度，摇匀，过滤，精密吸取 5ml 置 100ml 的量瓶中，加流动相溶解并稀释至刻度，摇匀。取 20μl 进样，分别进样记录色谱图结果见表 6-4。

表 6-4 回收率试验结果

加入浓度（μg/ml）	测得浓度（μg/ml）	回收率（%）
40.42	40.75	100.8
40.42	40.71	100.7
40.42	40.73	100.8
50.52	51.50	101.9
50.52	51.48	101.9
50.52	51.45	101.8
60.06	60.49	100.7
60.06	60.46	100.7
60.06	60.44	100.6
平均回收率		101.0
RSD（%）		0.56

结论：回收率范围在 100%~102%，平均回收率为 101.1%，RSD 小于 2.0%，符合要求。

9. 含量测定 3 批样品的含量测定结果见表 6-5。从表 6-5 可知，3 批样品含量测定结果为标示量的 102.1%、98.1%、100.4%均在含量限度范围之内，符合要求。

表 6-5 含量测定结果

批号	20110913	20110914	20110915
	102.1	98.2	100.5
标示量%	102.0	98.1	100.4
	102.2	98.1	100.4
含量（$x\pm SD$,%）	102.1±0.10	98.1±0.06	100.4±0.06

实验八 中药制剂含量测定设计性实验

一、实验目的

1. 掌握中药制剂含量测定方法的设计。
2. 熟悉中药分析方法的条件优化、方法验证的效能指标。

二、实验原理

中药制剂的含量测定对于中药制剂的生产、研究、优化生产工艺、控制药品质量起着不可替代的重要作用。中药制剂的含量测定能反映中药制剂中有效成分、毒性成分或指标性成分等的含量高低，可以衡量其制剂工艺的稳定性和原料药的质量优劣，从而保证中药制剂的质量。

中药制剂在确定含量测定成分的药味时，要以中医药理论为指导，首选处方中的主药、贵重药、毒剧药制定含量测定项目，以保证临床用药的安全性和有效性。中药制剂处方中有君、臣、佐、使之分，首选其君药建立含量测定项目，对制剂中贵重药物也应进行含量测定，制剂中含有大毒的药味时应进行定量分析。

三、实验内容

处方：茵陈300g，五味子200g，板蓝根200g，柴胡200g。

制法：以上四味，加水煎煮三次，合并煎液，滤过，滤液浓缩至适量，趁热加入三倍量乙醇，搅拌均匀，静置，滤过，滤液减压回收乙醇，并浓缩至适量，加适量的淀粉制颗粒，装入胶囊即得。

设计含量测定方法并进行方法学验证。

四、实验要求

1. 查阅文献，在充分了解处方特点和方解后，查阅相关文献，结合所学知识，写出实验方案设计稿（包括实验标题、实验目的、实验原理、实验步骤、计算公式、注意事项、参考文献等）。

2. 结合自己的实验设计方案，考虑实验室条件和实验时数，列出所需要的实验仪器和试剂，选择合适的实验方法。并写出实验操作方法、理论依据和反应原理。

3. 进行实验的准备，如购买对照品，配制试剂等。

4. 依据已经设计好的方法进行实验，并进行方法学验证，根据测定值制订合理限度范围。

5. 实验结束后，写出实验报告（包括实验原始数据、实验结果与结论、实验设计方案的评价等），整理实验原始资料。

6. 学生进行总结讨论。

五、中药制剂含量测定设计性实验示例

通络活血胶囊的处方由夏天无、川芎、三七、槐花、冰片组成。其制法为：以上五味，冰片研细，三七粉碎成细粉，其余夏天无等加水煎煮三次，合并煎液，滤过，滤液减压浓缩成相对密度为1.17～1.19（80℃）的清膏。加入三七细粉，干燥，用35目筛制成颗粒，加入冰片细粉，混匀，装入胶囊即得。

本处方中夏天无是方中君药，故选择测定夏天无药材。夏天无主要成分为原阿片碱，故采用高效液相色谱法测定原阿片碱的含量。查阅有关文献，对测定方法进行了含量测定设计试验，方法学验证证明其操作简便，重复性好，结果准确。

1. 仪器、药品与试剂 高效液相色谱仪：Waters高效液相色谱仪系列，1525二元梯度泵，2487紫外可变检测器，Breeze色谱管理系统。乙腈为色谱纯，水为超纯水，其他试剂均为分析纯。原阿片碱对照品由中国食品药品检定研究院提供（供含量测定用）。在选定色谱分析条件后，按归一化法计算，含量为98%以上。

2. 色谱条件与系统适用性试验 Diamonsil C_{18}色谱柱（4.6mm×250mm，5μm），柱温为35℃。流动相为乙腈-三乙胺醋酸溶液（每1000ml水中加入冰醋酸30ml，三乙胺8ml）（20∶80），检测波长为289nm，流速为1.0ml/min。理论板数按原阿片碱峰计算应不得低于3000。

3. 检测波长的确定 取夏天无对照品适量，用流动相制成适当的浓度，以流动相为空白，在400～200nm波长范围内进行光谱扫描，结果在289.0nm波长处有最大吸收，故确定检测波长为289nm。按色谱条件测定，比较供试品溶液色谱及原阿片碱对照品色谱，结果HPLC色谱中供试品与对照品有相应的色谱峰，且阴性样品无干扰。如图6-19至图6-21所示。

4. 线性关系考察 称取原阿片碱对照品21.62mg置100ml量瓶中，加1%盐酸10ml使溶解，加50%甲醇稀释至刻度，摇匀，作为对照品溶液。吸取上述对照品溶液1.0ml、3.0ml、5.0ml、10.0ml、

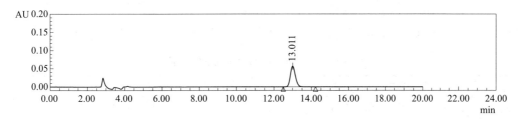

图 6-19 原阿片碱对照品 HPLC 色谱图

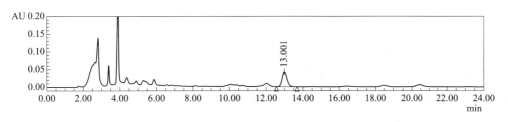

图 6-20 夏天无胶囊 HPLC 色谱图

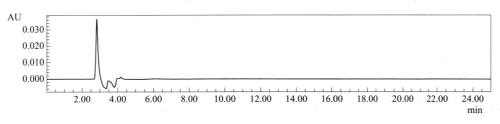

图 6-21 去夏天无阴性样品 HPLC 色谱图

20.0ml，分别置 25ml 量瓶中，加 50% 甲醇稀释至刻度，摇匀，分别精密吸取 20μl 注入液相色谱仪分析。以进样量（μg）为横坐标，峰面积为纵坐标，绘制标准曲线并进行回归分析。如图 6-22 所示。

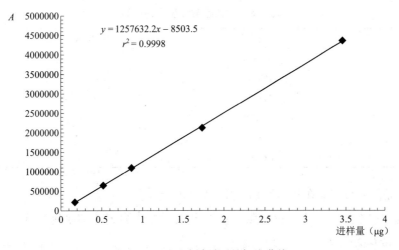

图 6-22 原阿片碱对照品标准曲线

结果表明：原阿片碱在 0.17296～3.45920μg 范围内，峰面积与对照品进样量呈良好的线性关系。

5. 精密度试验 精密量取原阿片碱对照品溶液（0.04324mg/ml）20μl，按色谱条件进样测定 5 次，结果原阿片碱峰面积积分值的相对偏差为 0.4%，表明仪器精密度良好。

6. 供试品提取方法的考察

（1）采用不同溶剂回流提取的比较 取本品内容物，研细，取 0.5g，精密称定，分别精密加入不同溶剂各 50ml，称定重量，采用加热回流提取 1 小时，放冷，用不同溶剂分别补足减失重量，摇匀，各精密量取 5ml 至 10ml 量瓶中，加水稀释刻度，摇匀，滤过，注入液相色谱仪，测定，结果见表 6-6。

表 6-6　采用不同溶剂回流提取的比较

溶剂	峰面积
用氨水饱和的三氯甲烷提取，蒸干，用甲醇溶解	667236.1
甲醇	2471883.0
50% 甲醇	2708391.0
甲醇-盐酸（100∶1）	2690799.6

结果表明，采用 50% 甲醇为溶剂，加热回流提取方法优于其他溶剂。

（2）回流提取时间的考察　取本品内容物，研细，取 0.3g，精密称定，照含量测定所述方法，分别回流提取 15、30、45、60、90 分钟，所得样品分别注入液相色谱仪测定，结果见表 6-7。

表 6-7　回流提取时间的比较试验

回流提取时间（分钟）	取样量（g）	峰面积
15	0.3095	2570189.0
30	0.2910	2532219.9
45	0.2975	2527238.7
60	0.3074	2613526.4
90	0.3060	2583359.5

结果表明：采用 50% 甲醇为提取溶剂，加热回流提取 1 小时，即可将原阿片碱提取完全。

7. 稳定性试验　取本品，按含量测定项下的方法制备和测定原阿片碱于 0、2、4、6、8、10 小时内峰面积，结果见表 6-8。

表 6-8　供试品溶液稳定性试验

时间（小时）	峰面积	平均峰面积值	RSD（%）
0	767370		
2	763254		
4	742455	761792.7	1.5
6	775871		
8	755515		
10	7 66291		

结果表明：本品供试品溶液在 0~10 小时内，基本稳定。

8. 重复性试验　取本品，一式 5 份，照含量测定项下方法测定，结果见表 6-9，原阿片碱平均含量为 5.3490mg/g，RSD 为 1.9%。

表 6-9　重复性试验结果

样品量（g）	原阿片碱含量（mg/g）	平均含量（mg/g）	RSD（%）
0.2981	5.2993		
0.2990	5.4251		
0.3026	5.4918	5.3490	1.9
0.2984	5.2785		
0.2938	5.2503		

9. 加样回收率试验 取本品（批号1，含量5.3490mg/g）约0.15g，精密称定，各精密加入原阿片碱对照品溶液（0.017296mg/ml）50ml，照含量测定项下的方法制备和测定，结果见表6-10。

表6-10 回收率试验结果

取样量（g）	样品中原阿片碱量（mg）	原阿片碱加入量（mg）	原阿片碱测得量（mg）	回收率（%）	平均回收率（%）	*RSD*（%）
0.1577	0.8435	0.8648	1.7201	101.36		
0.1581	0.8457	0.8648	1.7435	103.82		
0.1526	0.8163	0.8648	1.6851	100.46	101.55	1.4
0.1551	0.8296	0.8648	1.7094	101.73		
0.1516	0.8109	0.8648	1.6790	100.38		

10. 样品测定 取本品10批，照含量测定项下方法测定，测定结果见表6-11。

表6-11 原阿片碱含量测定结果

批号序号	原阿片碱含量测定结果（毫克/粒）
1	1.76
2	1.68
3	1.71
4	1.66
5	1.55
6	1.41
7	1.27
8	1.31
9	1.38
10	1.45

根据测定结果，故拟定本品每粒含原阿片碱不得少于1.2mg。

附　录

一、分析方法验证指导原则

分析方法验证（analytical method validation）的目的是证明建立的方法适合于相应检测要求。在建立药品质量标准、变更药品生产工艺或制剂组分、修订原分析方法时，需对分析方法进行验证。生物制品质量控制中采用的方法包括理化分析方法和生物学测定方法，其中理化分析方法的验证原则与化学药品基本相同，所以可参照本指导原则进行，但在进行具体验证时还需要结合生物制品的特点考虑；相对于理化分析方法而言，生物学测定方法存在更多的影响因素，因此本指导原则不涉及生物学测定方法验证的内容。

验证的分析项目有：鉴别试验、杂质测定（限度或定量分析）、含量测定（包括特性参数和含量/效价测定，其中特性参数如：药物溶出度、释放度等）。

验证的指标有：专属性、准确度、精密度（包括重复性、中间精密度和重现性）、检测限、定量限、线性、范围和耐用性，在分析方法验证中，须用标准物质进行试验。由于分析方法具有各自的特点，并随分析对象而变化，因此需要视具体情况拟订验证的指标。表1中列出的分析项目和相应的验证指标可供参考。

表1　检验项目和验证指标

项目 指标	鉴别	杂质测定		含量测定 -特性参数 -含量或效价测定
		定量	限度	
专属性[2]	+	+	+	+
准确度	−	+	−	+
精密度				
重复性	−	+	−	+
中间精密度	−	+[1]	−	+[1]
检测限	−	−[3]	+	−
定量限	−	+	−	−
线性	−	+	−	+
范围	−	+	−	+
耐用性	+	+	+	+

①已有重现性验证，不需验证中间精密度。

②如一种方法不够专属，可用其他分析方法予以补充。

③视具体情况予以验证。

方法验证内容如下。

（一）专属性

专属性系指在其他成分（如杂质、降解产物、辅料等）可能存在下，采用的分析方法能正确测定出被测物的能力。鉴别反应、杂质检查和含量测定方法，均应考察其专属性。如方法专属性不强，应采用一种或多种不同原理的方法予以补充。

1. 鉴别反应

应能区分可能共存的物质或结构相似的化合物。不含被测成分的供试品，以及结构相似或组分中的有关化合物，应均呈阴性反应。

2. 含量测定和杂质测定

采用的色谱法和其他分离方法，应附代表性图谱，以说明方法的专属性，并应标明诸成分在图中的位置，色谱法中的分离度应符合要求。

在杂质对照品可获得的情况下，对于含量测定，试样中可加入杂质或辅料，考察测定结果是否受干扰，并可与未加杂质或辅料的试样比较测定结果。对于杂质检查，也可向试样中加入一定量的杂质，考察杂质之间能否得到分离。

在杂质或降解产物不能获得的情况下，可将含有杂质或降解产物的试样进行测定，与另一个经验证的方法或药典方法比较结果。也可用强光照射、高温、高湿、酸（碱）水解或氧化的方法进行强制破坏，以研究可能的降解产物和降解途径对含量测定和杂质测定的影响。含量测定方法应比对两种方法的结果，杂质检查应比对检出的杂质个数，必要时可采用光电二极管阵列检测和质谱检测，进行峰纯度检查。

（二）准确度

准确度系指用所建立方法测定的结果与真实值或参比值接近的程度，一般用回收率（%）表示。准确度应在规定的线性范围内试验。准确度也可由所测定的精密度、线性和专属性推算出来。

在规定范围内，取同一浓度（相当于 100% 浓度水平）的供试品，用至少 6 份样品的测定结果进行评价；或设计至少 3 种不同浓度，每种浓度分别制备至少 3 份供试品溶液进行测定，用至少 9 份样品的测定结果进行评价，且浓度的设定应考虑样品的浓度范围。两种方法的选定应考虑分析的目的和样品的浓度范围。

1. 化学药含量测定方法的准确度

原料药可用已知纯度的对照品或供试品进行测定，或用所测定结果与已知准确度的另一个方法测定的结果进行比较。制剂可在处方量空白辅料中，加入已知量被测物对照品进行测定。如不能得到制剂辅料的全部组分，可向待测制剂中加入已知量的被测物进行测定，或用所建立方法的测定结果与已知准确度的另一个方法测定结果进行比较。

2. 化学药杂质定量测定的准确度

可向原料药或制剂中加入已知量杂质对照品进行测定。如不能得到杂质对照品，可用所建立的方法与另一成熟方法（如药典标准方法或经过验证的方法）的测定结果进行比较。

3. 中药化学成分测定方法的准确度

可用已知纯度的对照品进行加样回收率测定，即向已知被测成分含量的供试品中再精密加入一定量的已知纯度的被测成分对照品，依法测定。用实测值与供试品中含有量之差，除以加入对照品量计算回收率。在加样回收试验中须注意对照品的加入量与供试品中被测成分含有量之和必须在标准曲线线性范围之内；加入的对照品的量要适当，过小则引起较大的相对误差，过大则干扰成分相对减少，真实性差。

4. 数据要求

对于化学药应报告已知加入量的回收率（%），或测定结果平均值与真实值之差及其相对标准偏差或置信区间（置信度一般为95%）；对于中药应报告供试品取样量、供试品中含有量、对照品加入量、测定结果和回收率（%）计算值，以及回收率（%）的相对标准偏差（RSD%）或置信区间。样品中待测定成分含量和回收率限度关系可参考表2。在基质复杂、组分含量低于0.01%及多成分等分析中，回收率限度可适当放宽。

表2　样品中待测定成分含量和回收率限度

待测定成分含量			待测定成分质量分数	回收率限度（%）
（%）	（ppm 或 ppb）	（mg/g 或 μg/g）	（g/g）	
100	—	1000mg/g	1.0	98~101
10	100 000ppm	100mg/g	0.1	95~102
1	10 00ppm	10mg/g	0.01	92~105
0.1	1000ppm	1mg/g	0.001	90~108
0.01	100ppm	100μg/g	0.000 1	85~110
0.001	10ppm	10μg/g	0.000 01	80~115
0.0001	1ppm	1μg/g	0.000 001	75~120
	10ppb	0.01μg/g	0.000 000 01	70~125

此表源自 AOAC《Guidelines for Single Laboratory Validation of Chemical Methods for Dietary Supplements and Botanicals》。

（三）精密度

精密度系指在规定的测定条件下，同一份均匀供试品，经多次取样测定所得结果之间的接近程度。精密度一般用偏差、标准偏差或相对标准偏差表示。

在相同条件下，由同一个分析人员测定所得结果的精密度称为重复性；在同一实验室内的条件改变，如不同时间、不同分析人员、不同设备等测定结果之间的精密度，称为中间精密度；不同实验室测定结果之间的精密度，称为重现性。

含量测定和杂质的定量测定应考察方法的精密度。

1. 重复性

在规定范围内，取同一浓度（分析方法拟定的样品测定浓度，相当于100%浓度水平）的供试品，用至少6份的测定结果进行评价；或设计至少3种不同浓度，每种浓度分别制备至少3份供试品溶液进行测定，用至少9份样品的测定结果进行评价。采用至少9份测定结果进行评价时，浓度的设定应考虑样品的浓度范围。

2. 中间精密度

考察随机变动因素，如不同日期、不同分析人员、不同仪器对精密度的影响，应进行中间精密度试验。

3. 重现性

国家药品质量标准采用的分析方法，应进行重现性试验，如通过不同实验室协同检验获得重现性结果。协同检验的目的、过程和重现性结果均应记载在起草说明中。应注意重现性试验所用样品质量的一致性及贮存运输中的环境对该一致性的影响，以免影响重现性试验结果。

4. 数据要求

均应报告标准偏差、相对标准偏差或置信区间。样品中待测定成分含量和精密度 RSD 可接受范围参考表3（可接受范围可在给出数值 0.5~2 倍区间，计算公式，重复性：$RSD_r = C^{-0.15}$；重现性：$RSD_R = 2C^{-0.15}$，其中 C 为待测定成分含量）。在基质复杂、组分含量低于 0.01% 及多成分等分析中，精密度限度可适当放宽。

表3　样品中待测定成分的含量与精密度可接受范围关系

待测定成分含量			待测定成分质量分数	重复性	重现性
（%）	（ppm 或 ppb）	（mg/g 或 μg/g）	（g/g）	（RSD$_r$%）	（RSD$_R$%）
100	—	1000mg/g	1.0	1	2
10	100 000ppm	100mg/g	0.1	1.5	3
1	10 000ppm	10mg/g	0.01	2	4
0.1	1 000ppm	1mg/g	0.001	3	6
0.01	100ppm	100μg/g	0.000 1	4	8
0.001	10ppm	10μg/g	0.000 01	6	11
0.000 1	1ppm	1μg/g	0.000 001	8	16
	10ppb	0.01μg/g	0.000 000 01	15	32

此表源自 AOAC《Guidelines for Single Laboratory Validation of Chemical Methods for Dietary Supplements and Botanicals》。

（四）检测限

检测限系指试样中被测物能被检测出的最低量。检测限仅作为限度试验指标和定性鉴别的依据，没有定量意义。常用的方法如下。

1. 直观法

用已知浓度的被测物，试验出能被可靠地检测出的最低浓度或量。

2. 信噪比法

用于能显示基线噪声的分析方法，即把已知低浓度试样测出的信号与空白样品测出的信号进行比较，计算出能被可靠地检测出的被测物质最低浓度或量。一般以信噪比为 3∶1 时相应浓度或注入仪器的量确定检测限。

3. 基于响应值标准偏差和标准曲线斜率法

按照 LOD = 3.3δ/S 公式计算。式中 LOD：检测限；δ：响应值的偏差；S：标准曲线的斜率。

δ 可以通过下列方法测得：①测定空白值的标准偏差；②标准曲线的剩余标准偏差或是截距的标准偏差。

4. 数据要求

上述计算方法获得的检测限数据须用含量相近的样品进行验证。应附测定图谱，说明试验过程和检测限结果。

（五）定量限

定量限系指试样中被测物能被定量测定的最低量，其测定结果应符合准确度和精密度要求。对微量或痕量药物分析、定量测定药物杂质和降解产物时，应确定方法的定量限，常用的方法如下。

1. 直观法

用已知浓度的被测物，试验出能被可靠地定量测定的最低浓度或量。

2. 信噪比法

用于能显示基线噪声的分析方法，即将已知低浓度试样测出的信号与空白样品测出的信号进行比较，计算出能被可靠地定量的被测物质的最低浓度或量。一般以信噪比为 10∶1 时相应浓度或注入仪器的量确定定量限。

3. 基于响应值标准偏差和标准曲线斜率法

按照 LOQ = 10δ/S 公式计算。式中 LOQ：定量限；δ：响应值的偏差；S：标准曲线的斜率。

δ 可以通过下列方法测得：①测定空白值的标准偏差；②采用标准曲线的剩余标准偏差或是截距的标准偏差。

4. 数据要求

上述计算方法获得的定量限数据须用含量相近的样品进行验证。应附测试图谱，说明测试过程和定量限结果，包括准确度和精密度验证数据。

（六）线性

线性系指在设计的范围内，线性试验结果与试样中被测物浓度直接呈比例关系的能力

应在设计的范围内测定线性关系。可用同一对照品贮备液经精密稀释，或分别精密称取对照品，制备一系列对照品溶液的方法进行测定，至少制备 5 个不同浓度水平。以测得的响应信号作为被测物浓度的函数作图，观察是否呈线性，再用最小二乘法进行线性回归。必要时，响应信号可经数学转换，再进行线性回归计算，或者可采用描述浓度-响应关系的非线性模型。

数据要求：应列出回归方程、相关系数、残差平方和、线性图（或其他数学模型）。

（七）范围

范围系指分析方法能达到精密度、准确度和线性要求时的高低限浓度或量的区间。

范围应根据分析方法的具体应用及其线性、准确度、精密度结果和要求确定。原料药和制剂含量测定，范围一般为测定浓度的 80% ~ 120%；制剂含量均匀度检查，范围一般为测定浓度的 70% ~ 130%，特殊剂型，如气雾剂和喷雾剂，范围可适当放宽；溶出度或释放度中的溶出量测定，范围一般为限度的 ±30%，如规定了限度范围，则应为下限的 −20% 至上限的 +20%；杂质测定，范围应根据初步实际测定数据，拟订为规定限度的 ±20%。如果一个试验同时进行含量测定和纯度检查，且仅使用 100% 的对照品，线性范围应覆盖杂质的报告水平至规定含量的 120%。

在中药分析中，范围应根据分析方法的具体应用和线性、准确度、精密度结果及要求确定。对于有毒的、具特殊功效或药理作用的成分，其验证范围应大于被限定含量的区间。溶出度或释放度中的溶出量测定，范围一般为限度的 ±30%。

（八）耐用性

耐用性系指在测定条件有小的变动时，测定结果不受影响的承受程度，为所建立的方法用于常规检验提供依据。开始研究分析方法时，就应考虑其耐用性。如果测试条件要求苛刻，则应在方法中写明，并注明可以接受变动的范围，可以先采用均匀设计确定主要影响因素，再通过单因素分析等确定变动范围。典型的变动因素有被测溶液的稳定性、样品的提取次数、时间等。液相色谱法中典型的变动因素有流动相的组成和 pH 值、不同品牌或不同批号的同类型色谱柱、柱温、流速等。气相色谱法变动因素有不同品牌或批号的色谱柱、不同类型的担体、载气流速、柱温、进样口和检测器温度等。

经试验，测定条件小的变动应能满足系统适用性试验要求，以确保方法的可靠性。

二、药品杂质分析指导原则

本原则用于指导化学合成的原料药及其制剂的杂质分析，并供药品研究、生产、质量标准起草和修订参考。本原则不涵盖生物/生物技术制品、肽、寡聚核苷酸、放射性药品、发酵产品与其半合成产品、中药和来源于动植物的粗制品。

杂质是药品的关键质量属性，可影响产品的安全性和有效性。药品质量标准中的杂质系指在按照经国家药品监督管理部门依法审查批准的工艺和原辅料生产的药品中，由其生产工艺或原料带入的杂质，或在贮存过程中产生的杂质，不包括变更生产工艺或变更原辅料而产生的新杂质，也不包括掺入

或污染的外来物质。若药品生产企业变更生产工艺或原辅料引入新的杂质，则需要对原质量标准进行修订，并依法向药品监督管理部门申报批准。药品中不得掺入其组分以外的物质或污染药品。对于假药和劣药，必要时应根据具体情况，采用合适的且经过验证的分析方法予以检测。

1. 杂质的分类

药品杂质通常分为：有机杂质、无机杂质、残留溶剂。有机杂质可在药品的生产或贮存中引入，也可由药物与辅料或包装结构的相互作用产生，这些杂质可能是已鉴定或者未鉴定的、挥发性的或非挥发性的，包括起始物、副产物、中间体、降解产物、试剂、配位体和催化剂；其中化学结构与活性成分类似或具渊源关系的有机杂质，通常称为有关物质。无机杂质可能来源于生产过程，如反应试剂、配位体、催化剂、元素杂质、无机盐和其他物质（例如：过滤介质，活性炭等），一般是已知和确定的，药品中的残留溶剂系指原料药或辅料的生产中，以及制剂制备过程中使用的，但在工艺操作过程中未能完全去除的有机溶剂，一般具有已知的毒性。

由于杂质的种类较多，所以，药品质量标准中检查项下杂质的项目名称，应根据国家药典委员会编写的《国家药品标准工作手册》的要求进行规范，如有机杂质的项目名称可参考下列原则选用。

（1）检查对象明确为某一物质时，以该杂质的化学名作为检查项目名称，如磷酸可待因中的"吗啡"，氯贝丁酯中的"对氯酚"，盐酸苯海索中的"哌啶苯丙酮"，盐酸林可霉素中的"林可霉素 B"和胰蛋白酶中的"糜蛋白酶"等。如果该杂质的化学名太长，又无通用的简称，可参考螺内酯项下的"巯基化合物"、肾上腺素中的"酮体"、盐酸地芬尼多中的"烯化合物"等，选用相宜的名称。在质量标准起草说明中应写明已明确杂质的结构式。

（2）检查对象不能明确为某一单一物质，而又仅知为某一类物质时，则其检查项目名称可采用"其他甾体""其他生物碱""其他氨基酸""还原糖""脂肪酸""芳香第一胺"等。

（3）未知杂质，可根据杂质性质选用检查项目名称，如"杂质吸光度""易氧化物""易炭化物""不挥发物""挥发性杂质"等。

2. 质量标准中杂质检查项目的确定

新原料药和新制剂中的杂质，应按我国新药申报有关要求和 ICH 新原料药中的杂质（Q3A）和新制剂中的杂质（Q3B）指导原则进行研究，必要时对杂质和降解产物进行安全性评价。新药研制部门对在合成、纯化和贮存中实际存在的杂质和潜在的杂质，应采用有效的分离分析方法进行检测。对于表观含量在表 1 鉴定阈值及以上的单个杂质和在鉴定阈值以下但具强烈生物作用的单个杂质或毒性杂质，予以定性或确证其结构。对在药品稳定性试验中出现的降解产物，也应按上述要求进行研究。新药质量标准中的杂质检查项目应包括经质量研究和稳定性考察检出的以及在批量生产中出现的杂质和降解产物，并需制定相应的检查限度。除降解产物和毒性杂质外，原料药中已控制的杂质，制剂中一般不再控制。原料药和制剂中的无机杂质，应根据其生产工艺、起始原料情况确定检查项目，但对于毒性无机杂质，应在质量标准中规定其检查项。药品杂质的报告、鉴定和确证阈值参照 ICH 新原料药中的杂质（Q3A）和新制剂中的杂质（Q3B）指导原则（表 1）。若制定的阈值高于表 1 阈值，则需进行科学评估；若杂质的毒性很大，应制定更低阈值。

在仿制药的研制和生产中，如发现其杂质谱与其原研药不同或与已有法定质量标准规定不同，需增加新的杂质检查项目时，也应按上述方法进行研究，申报新的质量标准或对原质量标准进行修订，并报药品监督管理部门审批。

多组分药物中共存的异构体一般不作为杂质检查项目，必要时，在质量标准中规定其比例，以保证生产用与申报注册时的原料药一致性。但当共存物质具有毒性时，应作为毒性杂质进行检查。而在单一对映异构体药品中，可能共存的其他对映异构体和非对映异构体应作为杂质检查。

表1　药品杂质的报告、鉴定和确证阈值

	最大日剂量	报告阈值	鉴定阈值	确证阈值
原料药	≤2g	0.05%	0.10%或1.0mg TDI[a]	0.15%或1.0mg TDI[a]
	>2g	0.03%	0.05%	0.05%
制剂	≤1g	0.1%		
	>1g	0.05%		
	<1mg		1.0%或5μg TDI[a]	
	1mg~10mg		0.5%或20μg TDI[a]	
	>10mg~2g		0.2%或2mg TDI[a]	
	>2g		0.10%	
	<10mg			1.0%或5μg TDI[a]
	10mg~100mg			0.5%或200μg TDI[a]
	>100mg~2g			0.2%或3mg TDI[a]
	>2g			0.15%

a 取限度低者

报告阈值（reporting threshold）：超出此阈值的杂质均应在检测报告中报告具体的检测数据。鉴定阈值（identification threshold）：超出此阈值的杂质均应进行定性分析，确定其化学结构。确证阈值（qualification threshold）：超出此阀值的杂质均应基于其生物安全性评估数据，确定控制限度。TDI：药品杂质的每日总摄入量（total daily intake）。

药品多晶型杂质，应参照本药典药品晶型研究及晶型质量控制指导原则（指导原则9015），确定检查项目。

具有遗传毒性的杂质（又称基因毒性杂质），应参照ICH评估和控制药品中DNA反应性（致突变）杂质以降低潜在致癌风险指导原则（M7）进行研究，并确定检查项目。

无机杂质参照ICH元素杂质指导原则（Q3D）进行研究，并确定检查项目。

残留溶剂，应根据生产工艺中所用有机溶剂及其残留情况，参照本药典残留溶剂测定法（通则0861）和ICH残留溶剂指导原则（Q3C），确定检查项目。

3. 杂质检查分析方法

杂质检查应尽量采用现代分离分析手段，用于杂质检测和定量测定的分析方法须按照本药典分析方法验证指导原则（指导原则9101）和ICH指导原则（Q2）进行验证。尤为重要的是，应能证明分析方法具有检测杂质的专属性。

研究时，应采用几种不同的分离分析方法或不同检测条件以便比对结果，选择较佳的方法作为列入质量标准的检查方法。杂质检查分析方法的建立，应考虑普遍适用性，所用的仪器和实验材料应容易获得。对于特殊实验材料，应在质量标准中写明。在杂质分析的研究阶段，将可能存在的杂质、强制降解产物，分别或加入主成分中，配制供试溶液进行色谱分析，优化色谱条件，确定适用性要求，保证方法专属、灵敏。

杂质研究中，应进行杂质的分离纯化制备或合成制备，以供进行安全性和质量研究用。对确实无法获得的杂质，研制部门在药品质量研究资料和药品质量标准起草说明中应写明理由。

在采用现代色谱技术对杂质进行分离分析的情况下，对特定杂质中的已知杂质和毒性杂质，应使用杂质对照品进行定位；如无法获得杂质对照品时，可用相对保留值进行定位。杂质含量可按照色谱法等测定。

对于对映异构体杂质的检测多采用手性色谱法或其他立体选择性方法，应用最为广泛的是手性高效液相色谱法。对于对映异构体杂质检查方法的验证，立体选择性是实验考察的重点。当对映异构体杂质的出峰顺序在前，母体药品在后，则有利于两者的分离和提高检测灵敏度。由于手性色谱法不能直接反映手性药品的光学活性，需要与旋光度或比旋度测定相互补充，以有效控制手性药品的质量。对消旋体药物的质量标准，必要时亦可以设旋光度检查项目。

由于采用色谱法进行杂质限度检查时，受色谱参数设置值的影响较大，有关操作注意事项应在起草说明中写明，必要时，可在质量标准中予以规定。

4. 杂质的限度

药品质量标准对毒性杂质和毒性残留有机溶剂应严格规定限度。杂质限度的制订可参考本药典和 ICH 相关指导原则的要求，考虑如下因素：杂质及含一定限量杂质药品的毒理学和药效学研究数据，原料药的来源，给药途径，每日剂量，给药人群，治疗周期等。

原料药和制剂质量标准应包括如下。

（1）每种特定的已鉴定杂质。

（2）每种特定的未鉴定杂质。

（3）任何不超过鉴定阈值的非特定杂质。

（4）杂质总量（所有超过报告阈值的特定和非特定杂质或降解产物的总和）。

药品杂质鉴定与质控的决策树如下。

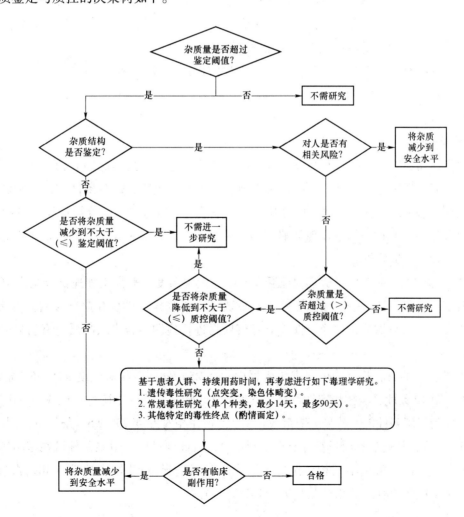

三、原料药物与制剂稳定性试验指导原则

稳定性试验的目的是考察原料药物或制剂在温度、湿度、光线的影响下随时间变化的规律，为药品的生产、包装、贮存、运输条件提供科学依据，同时通过试验建立药品的有效期。

稳定性试验的基本要求是：（1）稳定性试验包括影响因素试验、加速试验与长期试验。影响因素试验用 1 批原料药物或 1 批制剂进行；如果试验结果不明确，则应加试 2 个批次样品。生物制品应直接使用 3 个批次。加速试验与长期试验要求用 3 批供试品进行。（2）原料药物供试品应是一定规模生产的。供试品量相当于制剂稳定性试验所要求的批量，原料药物合成工艺路线、方法、步骤应与大生产一致。药物制剂供试品应是放大试验的产品，其处方与工艺应与大生产一致。每批放大试验的规模，至少是中试规模。大体积包装的制剂，如静脉输液等，每批放大规模的数量通常应为各项试验所需总量的 10 倍。特殊品种、特殊剂型所需数量，根据情况另定。（3）加速试验与长期试验所用供试品的包装应与拟上市产品一致。（4）研究药物稳定性，要采用专属性强、准确、精密、灵敏的药物分析方法与有关物质（含降解产物及其他变化所生成的产物）的检查方法，并对方法进行验证，以保证药物稳定性试验结果的可靠性。在稳定性试验中，应重视降解产物的检查。（5）若放大试验比规模生产的数量要小，故申报者应承诺在获得批准后，从放大试验转入规模生产时，对最初通过生产验证的 3 批规模生产的产品仍需进行加速试验与长期稳定性试验。（6）对包装在有通透性容器内的药物制剂应当考虑药物的湿敏感性或可能的溶剂损失。（7）制剂质量的"显著变化"通常定义为：①含量与初始值相差 5%；或采用生物或免疫法测定时效价不符合规定。②降解产物超过标准限度要求。③外观、物理常数、功能试验（如颜色、相分离、再分散性、粘结、硬度、每揿剂量）等不符合标准要求。④pH 值不符合规定。⑤12 个制剂单位的溶出度不符合标准的规定。

本指导原则分两部分，第一部分为原料药物，第二部分为药物制剂。

（一）原料药物

原料药物要进行以下试验。

1. 影响因素试验

此项试验是在比加速试验更激烈的条件下进行。其目的是探讨药物的固有稳定性、了解影响其稳定性的因素及可能的降解途径与降解产物，为制剂生产工艺、包装、贮存条件和建立降解产物分析方法提供科学依据。将供试品置适宜的开口容器中（如称量瓶或培养皿），分散放置，厚度不超过 3mm（疏松原料药可略厚）。当试验结果发现降解产物有明显的变化，应考虑其潜在的危害性，必要时应对降解产物进行定性或定量分析。

（1）高温试验　供试品开口置适宜的恒温设备中，设置温度一般高于加速试验温度 10℃以上，考察时间点应基于原料药本身的稳定性及影响因素试验条件下稳定性的变化趋势设置。通常可设定为 0 天、5 天、10 天、30 天等取样，按稳定性重点考察项目进行检测。若供试品质量有明显变化，则适当降低温度试验。

（2）高湿试验　供试品开口置恒湿密闭容器中，在 25℃分别于相对湿度 90%±5% 条件下放置 10 天，于第 5 天和第 10 天取样，按稳定性重点考察项目要求检测，同时准确称量试验前后供试品的重量，以考察供试品的吸湿潮解性能。若吸湿增重 5% 以上，则在相对湿度 75%±5% 条件下，同法进行试验；若吸湿增重 5% 以下，其他考察项目符合要求，则不再进行此项试验。恒湿条件可在密闭容器，如干燥器下部放置饱和盐溶液，根据不同相对湿度的要求，可以选择 NaCl 饱和溶液（相对湿度 75%±1%，15.5～60℃），KNO_3 饱和溶液（相对湿度 92.5%，25℃）。

（3）强光照射试验 供试品开口放在光照箱或其他适宜的光照装置内，可选择输出相似于 D65/ID65 发射标准的光源，或同时暴露于冷白荧光灯和近紫外灯下，在照度为 4500lx±500lx 的条件下，且光源总照度应不低于 $1.2×10^6$ lux·hr、近紫外灯能量不低于 200W·hr/m²，于适宜时间取样，按稳定性重点考察项目进行检测，特别要注意供试品的外观变化。

关于光照装置，建议采用定型设备"可调光照箱"，也可用光橱，在箱中安装相应光源使达到规定照度。箱中供试品台高度可以调节，箱上方安装抽风机以排除可能产生的热量，箱上配有照度计，可随时监测箱内照度，光照箱应不受自然光的干扰，并保持照度恒定，同时防止尘埃进入光照箱内。

此外，根据药物的性质必要时可设计试验，原料药在溶液或混悬液状态时，或在较宽 pH 值范围探 pH 值与氧及其他条件应考察对药物稳定性的影响，并研究分解产物的分析方法。创新药物应对分解产物的性质进行必要的分析。冷冻保存的原料药物，应验证其在多次反复冻融条件下产品质量的变化情况。在加速或长期放置条件下已证明某些降解产物并不形成，则可不必再做降解产物检查。

2. 加速试验

此项试验是在加速条件下进行。其目的是通过加速药物的化学或物理变化，探讨药物的稳定性，为制剂设计、包装、运输、贮存提供必要的资料。供试品在温度 40℃±2℃、相对湿度 75%±5% 的条件下放置 6 个月。所用设备应能控制温度 ±2℃、相对湿度 ±5%，并能对真实温度与湿度进行监测。在至少包括初始和末次等的 3 个时间点（如 0、3、6 月）取样，按稳定性重点考察项目检测。如在 25℃±2℃、相对湿度 60%±5% 条件下进行长期试验，当加速试验 6 个月中任何时间点的质量发生了显著变化，则应进行中间条件试验。中间条件为 30℃±2℃、相对湿度 65%±5%，建议的考察时间为 12 个月，应包括所有的稳定性重点考察项目，检测至少包括初始和末次等的 4 个时间点（如 0、6、9、12 月）。

对温度特别敏感的药物，预计只能在冰箱中（5℃±3℃）保存，此种药物的加速试验，可在温度 25℃±2℃、相对湿度 60%±5% 的条件下进行，时间为 6 个月。

对拟冷冻贮藏的药物，应对一批样品在 5℃±3℃ 或 25℃±2℃ 条件下放置适当的时间进行试验，以了解短期偏离标签贮藏条件（如运输或搬运时）对药物的影响。

3. 长期试验

长期试验是在接近药物的实际贮存条件下进行，其目的是为制定药物的有效期提供依据。供试品在温度 25℃±2℃，相对湿度 60%±5% 的条件下放置 12 个月，或在温度 30℃±2℃、相对湿度 65%±5% 的条件下放置 12 个月，这是从我国南方与北方气候的差异考虑的，至于上述两种条件选择哪一种由研究者确定。每 3 个月取样一次，分别于 0 个月、3 个月、6 个月、9 个月、12 个月取样按稳定性重点考察项目进行检测。12 个月以后，仍需继续考察的，根据产品特性，分别于 18 个月、24 个月、36 个月等，取样进行检测。将结果与 0 个月比较，以确定药物的有效期。由于实验数据的分散性，一般应按 95% 可信限进行统计分析，得出合理的有效期。如 3 批统计分析结果差别较小，则取其平均值为有效期，若差别较大则取其最短的为有效期。如果数据表明，测定结果变化很小，说明药物是很稳定的，则不作统计分析。

对温度特别敏感的药物，长期试验可在温度 5℃±3℃ 的条件下放置 12 个月，按上述时间要求进行检测，12 个月以后，仍需按规定继续考察，制订在低温贮存条件下的有效期。

对拟冷冻贮藏的药物，长期试验可在温度 -20℃±5℃ 的条件下至少放置 12 个月进行考察。

长期试验采用的温度为 25℃±2℃、相对湿度为 60%±10%，或温度 30℃±2℃、相对湿度 65%±5%，是根据国际气候带制定的。国际气候带见下表。

表　国际气候带

气候带	计算数据			推算数据	
	温度①/℃	MKT②/℃	RH/%	温度/℃	RH/%
Ⅰ温带	20.0	20.0	42	21	45
Ⅱ地中海气候、亚热带	21.6	22.0	52	25	60
Ⅲ干热带	26.4	27.9	35	30	35
Ⅳ湿热带	26.7	27.4	76	30	70

①记录温度。

②MKT为平均动力学温度。

温带主要有英国、北欧、加拿大、俄罗斯；亚热带有美国、日本、西欧（葡萄牙—希腊）；干热带有伊朗、伊拉克、苏丹；湿热带有巴西、加纳、印度尼西亚、尼加拉瓜、菲律宾。中国总体来说属亚热带，部分地区属湿热带，故长期试验采用温度为25℃±2℃、相对湿度为60%±5%，或温度30℃±2℃、相对湿度65%±5%，与美、日、欧国际协调委员会（ICH）采用条件基本是一致的。

原料药物进行加速试验与长期试验所用包装应采用模拟小桶，但所用材料与封装条件应与大桶一致。

（二）药物制剂

药物制剂稳定性研究，首先应查阅原料药物稳定性有关资料，特别了解温度，湿度，光线对原料药物稳定性的影响，并在处方筛选与工艺设计过程中，根据主药与辅料性质，参考原料药物的试验方法，进行影响因素试验、加速试验与长期试验。

1. 影响因素试验

药物制剂进行此项试验的目的是考察制剂处方的合理性与生产工艺及包装条件。供试品用1批进行，将供试品如片剂、胶囊剂、注射剂（注射用无菌粉末如为西林瓶装，不能打开瓶盖，以保持严封的完整性），除去外包装，并根据试验目的和产品特性考虑是否除去内包装，置适宜的开口容器中，进行高温试验、高湿试验与强光照射试验，试验条件、方法、取样时间与原料药相同，重点考察项目见附表。

对于需冷冻保存的中间产物或药物制剂，应验证其在多次反复冻融条件下产品质量的变化情况。

2. 加速试验

此项试验是在加速条件下进行，其目的是通过加速药物制剂的化学或物理变化，探讨药物制剂的稳定性，为处方设计，工艺改进、质量研究、包装改进、运输、贮存提供必要的资料。供试品在温度40℃±2℃、相对湿度75%±5%的条件下放置6个月。所用设备应能控制温度±2℃、相对湿度±5%，并能对真实温度与湿度进行监测。在至少包括初始和末次等的3个时间点（如0、3、6月）取样，按稳定性考察项目检测。如在25℃±2℃、相对湿度60%±5%，条件下进行长期试验，当加速试验6个月中任何时间点的质量发生了显著变化，则应进行中间条件试验。中间条件为30℃±2℃、相对湿度65%±5%，建议的考察时间为12个月，应包括所有的稳定性重点考察项目，检测至少包括初始和末次等的4个时间点（如0、6、9、12月）。溶液剂、混悬剂、乳剂、注射液等含有水性介质的制剂可不要求相对湿度。试验所用设备与原料药物相同。

对温度特别敏感的药物制剂，预计只能在冰箱（5℃±3℃）内保存使用，此类药物制剂的加速试验，可在温度25℃±2℃、相对湿度60%±5%的条件下进行，时间为6个月。

对拟冷冻贮藏的制剂，应对一批样品在 5℃±3℃ 或 25℃±2℃ 条件下放置适当的时间进行试验，以了解短期偏离标签贮藏条件（如运输或搬运时）对制剂的影响。

乳剂、混悬剂、软膏剂、乳膏剂、糊剂、凝胶剂、眼膏剂、栓剂、气雾剂、泡腾片及泡腾颗粒宜直接采用温度 30℃±2℃、相对湿度 65%±5% 的条件进行试验，其他要求与上述相同。

对于包装在半透性容器中的药物制剂，例如低密度聚乙烯制备的输液袋、塑料安瓿、眼用制剂容器等，则应在温度 40℃±2℃、相对湿度 25%±5% 的条件（可用 $CH_3COOK \cdot 1.5H_2O$ 饱和溶液）进行试验。

3. 长期试验

长期试验是在接近药品的实际贮存条件下进行，其目的是为制订药品的有效期提供依据。供试品在温度 25℃±2℃、相对湿度 60%±5% 的条件下放置 12 个月，或在温度 30℃±2℃、相对湿度 65%±5% 的条件下放置 12 个月。至于上述两种条件选择哪一种由研究者确定。每 3 个月取样一次，分别于 0 个月、3 个月、6 个月、9 个月、12 个月取样，按稳定性重点考察项目进行检测。12 个月以后，仍需继续考察的，分别于 18 个月、24 个月、36 个月取样进行检测。将结果与 0 个月比较以确定药品的有效期。由于实测数据的分散性，一般应按 95% 可信限进行统计分析，得出合理的有效期。如 3 批统计分析结果差别较小，则取其平均值为有效期限。若差别较大，则取其最短的为有效期。数据表明很稳定的药品，不作统计分析。

对温度特别敏感的药品，长期试验可在温度 5℃±3℃ 的条件下放置 12 个月，按上述时间要求进行检测，12 个月以后，仍需按规定继续考察，制订在低温贮存条件下的有效期。

对拟冷冻贮藏的制剂，长期试验可在温度 -20℃±5℃ 的条件下至少放置 12 个月，货架期应根据长期试验放置条件下实际时间的数据而定。

对于包装在半透性容器中的药物制剂，则应在温度 25℃±2℃、相对湿度 40%±5%，或 30℃±2℃、相对湿度 35%±5% 的条件进行试验，至于上述两种条件选择哪一种由研究者确定。

对于所有制剂，应充分考虑运输路线、交通工具、距离、时间、条件（温度、湿度、振动情况等）、产品包装（外包装、内包装等）、产品放置和温度监控情况（监控器的数量、位置等）等对产品质量的影响。

此外，有些药物制剂还应考察临用时配制和使用过程中的稳定性。例如，应对配制或稀释后使用、在特殊环境（如高原低压、海洋高盐雾等环境）使用的制剂开展相应的稳定性研究，同时还应对药物的配伍稳定性进行研究，为说明书/标签上的配制、贮藏条件和配制或稀释后的使用期限提供依据。

稳定性重点考察项目

原料药物及主要剂型的重点考察项目见附表，表中未列入的考察项目及剂型，可根据剂型及品种的特点制订。对于缓控释制剂、肠溶制剂等应考察释放度等，微粒制剂应考察粒径、或包封率、或泄漏率等。

附表　原料药物及制剂稳定性重点考察项目参考表

剂型	稳定性重点考察项目	剂型	稳定性重点考察项目
原料药	性状、熔点、含量、有关物质、吸湿性以及根据品种性质选定的考察项目	凝胶剂	性状、均匀性、含量、有关物质、粒度，乳胶剂应检查分层现象
片剂	性状、含量、有关物质、崩解时限或溶出度或释放度	眼用制剂	如为溶液，应考察性状、可见异物、含量、pH值、有关物质；如为混悬液，还应考察粒度、再分散性；洗眼剂还应考察无菌；眼丸剂应考察粒度与无菌

剂型	稳定性重点考察项目	剂型	稳定性重点考察项目
胶囊剂	性状、含量、有关物质、崩解时限或溶出度或释放度、水分，软胶囊要检查内容物有无沉淀	丸剂	性状、含量、有关物质、溶散时限
		糖浆剂	性状、含量、澄清度、相对密度、有关物质、pH 值
注射剂	性状、含量、pH 值、可见异物、不溶性微粒、有关物质，应考察无菌	口服溶液剂	性状、含量、澄清度、有关物质
栓剂	性状、含量、融变时限、有关物质	口服乳剂	性状、含量、分层现象、有关物质
软膏剂	性状、均匀性、含量、粒度、有关物质	口服混悬剂	性状、含量、沉降体积比、有关物质、再分散性
乳膏剂	性状、均匀性、含量、粒度、有关物质、分层现象	散剂	性状、含量、粒度、有关物质、外观均匀度
糊剂	性状、均匀性、含量、粒度、有关物质	气雾剂（非定量）	不同放置方位（正、倒、水平）有关物质、撤射速率、撤出总量、泄漏率
气雾剂（定量）	不同放置方位（正、倒、水平）有关物质、递送剂量均一性、泄漏率	颗粒剂	性状、含量、粒度、有关物质、溶化性或溶出度或释放度
喷雾剂	不同放置方位（正、水平）有关物质、每喷主药含量、递送剂量均一性（混悬型和乳液型定量鼻用喷雾剂）	贴剂（透皮贴剂）	性状、含量、有关物质、释放度、黏附力
吸入气雾剂	不同放置方位（正、倒、水平）有关物质、微细粒子剂量、递送剂量均一性、泄漏率	冲洗剂、洗剂、灌肠剂	性状、含量、有关物质、分层现象（乳状型）、分散性（混悬型），冲洗剂应考察无菌
吸入喷雾剂	不同放置方位（正、水平）有关物质、微细粒子剂量、递送剂量均一性、pH 值、应考察无菌	搽剂、涂剂、涂膜剂	性状、含量、有关物质、分层现象（乳状型）、分散性（混悬型），涂膜剂还应考察成膜性
吸入粉雾剂	有关物质、微细粒子剂量、递送剂量均一性、水分	耳用制剂	性状、含量、有关物质，耳用散剂、喷雾剂与半固体制剂分别按相关剂型要求检查
吸入液体制剂	有关物质、微细粒子剂量、递送速率及递送总量、pH 值、含量、应考察无菌	鼻用制剂	性状、pH 值、含量、有关物质，鼻用散剂、喷雾剂与半固体制剂分别按相关剂型要求检查

注：有关物质（含降解产物及其他变化所生成的产物）应说明其生成产物的数目及量的变化，如有可能应说明有关物质中何者为原料中的中间体，何者为降解产物，稳定性试验重点考察降解产物。

四、药品晶型研究及晶型质量控制指导原则

当固体药物存在多晶型现象，且不同晶型状态对药品的有效性、安全性或质量可产生影响时，应对原料药物、固体制剂、半固体制剂、混悬剂等中的药用晶型物质状态进行定性或定量控制。药品的药用晶型应选择优势晶型，并保持制剂中晶型状态为优势晶型，以保证药品的有效性、安全性与质量可控。

优势晶型系指当药物存在有多种晶型状态时，晶型物质状态的临床疗效佳、安全、稳定性高等，

且适合药品开发的晶型。

由两种或两种以上的化学物质共同形成的晶态物质被称为共晶物，共晶物属晶型物质范畴。

1. 药物多晶型的基本概念

描述固体化学药物物质状态，可由一组参量（晶胞参数、分子对称性、分析排列规律、分子作用力、分子构象、结晶水或结晶溶剂等）组成。当这些参量中的一种或几种发生变化而使其存在有两种或两种以上的不同固体物质状态时，称为多晶型现象（polymorphism）或称同质异晶现象。通常，难溶性药物易存在多晶型现象。

固体物质是由分子堆积而成。由于分子堆积方式不同，在固体物质中包含有晶态物质状态（又称晶体）和非晶态物质状态（又称无定型态、玻璃体）。晶态物质中分子间堆积呈有序性、对称性与周期性；非晶态物质中分子间堆积呈无序性。晶型物质范畴涵盖了固体物质中的晶态物质状态（分子有序）和无定型态物质状态（分子无序）。

优势药物晶型物质状态可以是一种或多种，故可选择一种晶型作为药用晶型物质，亦可按一定比例选择两种或多种晶型物质的混合状态作为药用晶型物质使用。

2. 晶型样品的制备

采用化学或物理方法，通过改变结晶条件参数可获得不同的固体晶型样品。常用化学方法主要有重结晶法、快速溶剂去除法、沉淀法、种晶法等；常用物理方法主要有熔融结晶法、晶格物理破坏法、物理转晶法等。晶型样品制备方法可以采用直接方法或间接方法。影响晶型物质形成的重要技术参数包括：溶剂（类型、组成、配比等）、浓度、成核速率、生长速率、温度、湿度、光度、压力、粒度等，但随所采用的方法不同而不同，且由于各种药物的化学结构不同，故形成各种晶型物质状态的技术参数（或条件）亦不同，需要根据样品自身性质合理选择晶型样品的制备方法和条件。

3. 晶型物质状态的稳定性

自然界中的固体物质可处于稳定态、亚稳定态、不稳定态三种状态，晶型物质亦如此。化合物晶型物质状态会随着环境条件变化（如温度、湿度、光照、压力等）而从某种晶型物质状态转变为另外一种晶型物质状态，称为转晶现象。共晶物的转晶可以是由两种化学物质中的任意一种或两种发生固体物质状态的晶型转变。

由于药用晶型物质的稳定性会影响到药品的临床有效性与安全性，故需要对多晶型药物晶型物质状态的稳定性进行研究，研究内容包括：原料药成分的晶型物质状态的稳定性，原料药晶型物质与制剂处方中各种辅料的相容性，制剂的制粒、成型、干燥等工艺对原料药晶型物质状态的影响等。

通过晶型物质状态的稳定性研究，可为优势药物晶型物质状态选择、药物制剂处方、制备工艺过程控制、药品贮存条件等提供科学依据。

根据稳定性试验项下的影响因素试验方法和条件，考察晶型物质状态对高温、高湿、光照条件的稳定性；采用压力方法考察晶型物质状态对压力的稳定性，观察晶型物质状态是否发生转晶现象。

4. 晶型药物的生物学评价

需要采用符合晶型物质的生物学评价的科学方法。溶液状态下的体外细胞评价方法、已发生转晶的悬浮液体内给药等评价方法无法反映固体晶型物质真实的生物学活性特征。故应采用动物体内试验并使用固体给药方式，可获得晶型物质真实的生物学评价数据。

5. 晶型药物的溶解性或溶出度评价

本法为体外晶型物质评价的辅助方法。

当原料晶型物质状态不同时，晶型原料或固体制剂的溶解或溶出性质可能存在较大差异，所以需要进行晶型物质与溶解或溶出性质的关系研究。以溶解度或溶出度、溶解速率或溶出速率作为评价指标。原料药采用溶解曲线法，固体制剂采用溶出曲线法。

6. 药品晶型质量控制方法

不同药物的不同晶型物质状态对定性鉴别方法或成分含量定量分析方法的特异性可以相同或不同，方法包含绝对法和相对方法，可选择有效的质量控制方法。

（1）晶型种类鉴别——定性方法

绝对鉴别方法 可独立完成晶型物质状态鉴别的方法。方法仅适用于晶型原料药。

单晶 X 射线衍射法（SXRD） 属绝对晶型鉴别方法，可通过供试品的成分组成（化合物、结晶水或溶剂）、晶胞参数（a，b，c，α，β，γ，V）、分子对称性（晶系、空间群）、分子键合方式（氢键、盐键、配位键）、分子构象等参量变化实现对固体晶型物质状态鉴别。方法适用于晶态晶型物质的鉴别。

相对鉴别方法 为需要借助已知晶型信息完成晶型种类鉴别的方法，适用于不同晶型物质的图谱数据间存在差异的晶型种类鉴别。利用相对晶型鉴别方法确定供试品晶型需要与已知晶型样品的图谱数据进行比对。方法仅适用于晶型原料药。

共晶物的鉴别方法与晶型鉴别方法相同，但需对共晶物进行物质状态的鉴别，包括化学物质的结合方式、组成比例、固体晶型状态等参数。

方法 1　粉末 X 射线衍射法（PXRD）

晶态物质粉末 X 射线图谱呈锐峰，无定型态物质粉末 X 射线图谱呈弥散峰。晶型鉴别时利用供试品衍射峰的数量、位置（d 或 2θ）、强度（相对或绝对）、各峰强度之比等参量变化实现对晶型物质状态的鉴别。方法适用于晶态与晶态、晶态与无定型态、无定型态与无定型态等各种晶型物质的鉴别。若判断两个晶态样品的晶型物质状态一致时，应平行进行粉末 X 射线衍射试验，并满足衍射峰数量相同、二者 2θ 值衍射峰位置误差范围在 ±0.2° 内、相同位置衍射峰的相对峰强度误差在 ±5% 内、衍射峰的强弱顺序应一致；若判断两个无定型态样品的晶型物质状态一致时，应满足弥散衍射峰几何拓扑形状完全一致。

固体制剂中的原料药晶型状态鉴别，一般可使用与其制备工艺相同的不含原料药的处方制备获得空白固体制剂，精密称取药品制剂和空白制剂，通过定量扣除法获得制备中原料药图谱，实现固体制剂中原料药晶型状态定性鉴别目的。

方法 2　红外光谱法（IR）

利用供试品不同晶型物质分子在一定波数范围的红外光谱吸收峰的位置、强度、峰形几何拓扑等差异实现对晶型物质状态的鉴别。方法适用于药物晶型物质状态的鉴别，推荐采用衰减全反射法。如需制样时，应注意避免研磨、压片等可能造成的转晶现象。

方法 3　拉曼光谱法（RM）

利用供试品不同晶型物质在一定波数范围的拉曼散射峰的数量、位置、强度、峰形几何拓扑等差异实现对晶型物质状态的鉴别。拉曼光谱法用于晶型鉴别时，由于一般不需制样，可减少或避免研磨、压片等可能造成的转晶现象。波数低至太赫兹光区的特征光谱也可提供用于多晶型研究和晶型鉴别重要信息。

方法 4　差示扫描量热法（DSC）

利用供试品不同晶型物质特有的热力学性质，通过供试品吸热峰或放热峰的数量、位置、形状、吸热量（或吸热焓）等参量变化实现对晶型物质状态的鉴别。方法适用于不同晶型物质的熔融吸热峰值存在较大差异或供试品中含有不同数量和种类结晶溶剂（或水）的晶型物质的鉴别。

方法 5　热重法（TG）

利用供试品不同晶型物质特有的质量—失重百分率与温度关系参量的变化实现对晶型物质状态的鉴别。方法适用于供试品中含有不同数量和种类结晶溶剂（或水）的晶型物质的鉴别。

利用热重与质谱联用技术（TG-MS），可实现对供试品在持续加热过程中的失重量与失重成分进行分析，本方法可用于供试品中结晶溶剂（含水）或其他可挥发性成分的定性、定量分析。

方法 6　毛细管熔点法（MP）

利用供试品不同晶型物质在加热时产生的相变过程、透光率等参量变化实现对晶型物质状态的鉴别。方法适用于熔点值差异大的晶型物质的鉴别。熔距可反映晶型纯度，熔距小于 1℃ 时表明供试品的晶型纯度较高。制样时应注意避免研磨可能造成的转晶现象。

方法 7　光学显微法（LM）

当供试品不同晶型具有不同的固体外形特征时，可通过不同晶型物质特有的固体外形实现对晶型物质状态的鉴别。

方法 8　偏光显微法（PM）

通过供试品呈晶态与无定型态时的偏光效应参量变化，实现晶型物质状态的鉴别。

方法 9　固体核磁共振波谱法（ssNMR）

利用供试品不同晶型物质的同一原子核局部的化学环境差异，引起相应原子核磁共振吸收峰的化学位移、偶合常数、积分值等差异实现对晶型物质状态的鉴别。

不同晶型判断

当供试品原料药化学物质确定且鉴别方法一致时，鉴别获得的图谱或数据若发生变化，说明样品中的晶型物质种类或成分发生了改变，可能由一种晶型变为另外一种晶型，或混晶物质种类或比例发生了改变。

（2）晶型含量分析——定量方法

晶型物质含量是表征供试品中所包含的某种特定晶型物质成分量值，用百分数表示晶型含量。晶型含量分析方法指进行供试品晶型成分的定量或限量分析。

晶型药品质量控制应优先选择定量分析方法，常用的定量分析方法有单晶 X 射线衍射法（SXRD）、粉末 X 射线衍射法（PXKD）、差示扫描量热法（DSC）、红外光谱法（IR）等。

方法学研究

采用的晶型定量或限量分析方法应参照指导原则 9101《分析方法验证指导原则》。

鉴于不同定量或限量分析技术和方法的基本原理不同，应选择能够表征晶型物质成分与含量呈线性关系的 1~3 个参数作为定量或限量分析的特征性参量。

晶型含量分析方法

方法 1　单晶 X 射线衍射法（SXRD）

SXRD 分析对象仅为一颗单晶体，原理是利用 X 射线对晶体产生的衍射效应，其分析数据代表了某种晶型纯品的结果。SXRD 法可以揭示供试品晶型成因，给出晶型物质的晶体学各种定量数据。采用 SXRD 分析数据，通过理论计算获得 100% 晶型纯品的 PXRD 图谱和数据，作为晶型物质标准图谱。

方法 2　粉末 X 射线衍射法（PXRD）

PXRD 是表征供试品对 X 射线的衍射效应，即衍射峰位置（d 或 2θ 值）与衍射强度关系的图谱。晶型供试品的衍射峰数量与对称性和周期性相关，各个衍射峰位置用 d（Å）或 2θ（°）表示；衍射峰强度可用峰高度或峰面积表示，其绝对强度值用每秒的计数点 CPS 表示，相对强度值等于（其他峰绝对值÷最强峰绝对值）×100%；衍射峰强比例表示了供试品中各衍射峰间的相对强度关系和衍射峰形几何拓扑变化。

（a）晶型原料药分析 为实现对原料药晶型物质的定量控制目的，需要①通常选取能够反映原料药晶型物质含量变化的 1~3 个特征衍射峰，特征衍射峰的强度应与晶型含量（或晶型质量）呈线性关系；②建立混晶原料药样品标准曲线：通过配制两种或多种晶型比例的混晶样品，建立混晶样品中的各种晶型含量与特征峰衍射强度关系的标准曲线，可以实现对原料药的混晶晶型种类和比例的含量测定；③为保证不同时间点的晶型检测，可通过建立随行标准曲线法或标准曲线加外标法进行原料药晶型含量测定，以实现对不同时间点供试品的晶型成分含量测定。

（b）制剂中晶型原料药分析 为实现对制剂中晶型原料药的定量控制目的，①需要固体制剂、晶型原料药、空白辅料；②选取能够反映固体制剂中晶型原料药成分含量变化特征的 1~3 个衍射峰，特征衍射峰的强度应与晶型含量呈线性关系；③建立制剂中原料药晶型含量标准曲线：利用空白辅料与晶型原料药配制成不同比例的混合样品，建立固体制剂中晶型原料药含量与特征峰衍射强度关系的标准曲线，利用标准曲线可实现对固体制剂中原料药的晶型含量测定目的；④为保证不同时间点的晶型检测，可通过建立随行标准曲线法或标准曲线加外标法进行原料药晶型含量测定，对不同时间点供试品的晶型成分进行含量测定。

（c）方法说明 ①定量方法需要借助 SXRD 数据通过理论计算获得 100% 晶型纯品的 PXRD 图谱和数据作为晶型物质标准或使用晶型标准品获得标准图谱作为晶型物质标准；②实验用样品需经前处理步骤，一般有机供试品应过 100 目筛，无机供试品过 200 目筛；定量检测时应精密称定实验用样品量；③应注意固体制剂的晶型原料药含量应在标准曲线的线性范围内；④应使用外标标准物质 Al_2O_3 对仪器及数据进行校正。

方法 3　差示扫描量热法（DSC）

采用 DSC 定量分析的晶型物质一般应具有不同的熔融吸热峰值，且晶型样品质量与吸热量呈正比关系。

（a）晶型原料药分析 精密称量不同质量晶型样品，建立质量与热量的热焓值的线性关系，绘制标准曲线，定量测定样品的晶型含量。

（b）混晶原料药分析 当不同晶型含量与热焓呈正比关系，采用精密称量配制不同晶型含量的混晶样品，建立晶型含量与热焓值的线性关系，绘制标准曲线，定量测定混晶样品中的晶型含量。

（c）方法说明 ①仅适用于晶型原料药定量分析；②对熔融吸热峰值相差大的混晶原料供试品，建立标准曲线时线性范围较宽；熔融吸热峰值相差小的混晶样品，建立标准曲线时线性范围较窄；③有时 DSC 法仅能作为限量检测方法。

方法 4　红外光谱（IR）

采用 IR 法可以对晶型原料药或固体制剂进行定量分析，常用的方法为相对峰强度法。

晶型特征峰选取原则：①分别选取 2 种晶型特有的红外光谱吸收峰作为特征峰。②2 种晶型的特征峰应独立而互不干扰。③特征峰强度应与晶型成分含量呈对应线性关系。

对压力可致晶型状态发生转变的晶型供试品，制样时应避免压片法。

（a）晶型原料药分析 采用相对峰强度法时分别选择 2 种晶型成分的特征吸收峰位置 b_1 与 b_2，在同一红外光谐图上读取 2 种晶型成分的特征吸收峰的吸光度值 A_1 与 A_2，计算二者特征吸收峰的吸光度比值 r。通过配制一系列不同晶型比例的混晶样品，建立特征吸收峰的吸光度比值的对数值与晶型含量间的线性关系，绘制标准曲线，实现对混晶样品的晶型含量的定量分析。

（b）制剂中晶型原料药成分分析　采用相对峰强度法时分别选择晶型原料药特征吸收峰位置 b_1 与空白辅料的特征吸收峰位置 b_2，在同一红外光谱图上读取 2 种晶型成分的特征吸收峰的吸光度值 A_1 与 A_2，计算二者特征吸收峰的吸光度比值 r。通过配制一系列含有不同质量晶型原料与空白辅料比例混合样品，建立特征吸收峰的吸光度比值的对数值与晶型原料药含量间的线性关系，绘制标准曲线，实现对固体制剂中晶型原料药含量进行定量分析。

【附注】 其他国际公认用于物相分析的方法也可对多晶型进行定性或定量分析。